Les ECOS EN FICHES

Pour mes parents

Table des matières

TABLE DES MATIÈRES	**3**
REMERCIEMENTS	**8**
AVANT-PROPOS	**9**
BON À SAVOIR	**10**
ASTUCES	**12**
Malaise du nourrisson	14
Examen du nouveau-né à terme	16
Anomalie du développement psychomoteur	18
Éruption chez l'enfant	20
Régurgitation du nourrisson	22
Nausées et vomissements	24
Boiterie	26
Anomalie de la croissance staturo-pondérale	29
Ictère néonatal	31
Pâleur de l'enfant	33
Éruption vésiculeuse	35
Vaccination et consultation de suivi du nourrisson	38
Hémangiome infantile	41

Les ECOS en fiches

GYNÉCOLOGIE-OBSTÉTRIQUE 43

BOUFFÉES DE CHALEUR	43
ANOMALIE DE L'EXAMEN MAMMAIRE	46
MENACE D'ACCOUCHEMENT PRÉMATURÉ	48
INTERRUPTION VOLONTAIRE DE GROSSESSE	50
DÉPISTAGE DIABÈTE GESTATIONNEL	52
ALLAITEMENT	54
CONTRACEPTION	57
SUIVI DE GROSSESSE NORMALE	60
SAIGNEMENT GÉNITAL HORS GROSSESSE	63
HÉMORRAGIE DE LA DÉLIVRANCE	65
HÉMORRAGIE PENDANT LA GROSSESSE	67
LEUCORRHÉES	70
MASSE PELVIENNE	73
TROUBLE DES RÈGLES	75
CONTRACTION PENDANT LA GROSSESSE	77
HYPERTENSION PENDANT LA GROSSESSE	80
GYNÉCOMASTIE	83
ÉCOULEMENT MAMELONNAIRE	85

NEUROLOGIE 87

COMA ET TROUBLES DE CONSCIENCE	87
TROUBLE DE MÉMOIRE ET DÉCLIN COGNITIF	91
TROUBLE DU SOMMEIL ET INSOMNIE	93
TROUBLE DE L'ÉQUILIBRE	95
TROUBLE DU LANGAGE ET PHONATION	98
TREMBLEMENTS ET MOUVEMENTS ANORMAUX	100
DÉFICIT NEUROLOGIQUE ET SENSITIF	102
DOULEUR DU RACHIS	105
TROUBLES DE LA MARCHE	107
CÉPHALÉES	109
CONFUSION ET DÉSORIENTATION TEMPORO-SPATIALE	112
MYALGIES	115
DOULEUR, BRULURE, CRAMPE, PARESTHÉSIES	117
TROUBLES DE LA DÉGLUTITION	119
PARALYSIE FACIALE	122
ANOMALIE DE LA MARCHE	124
VERTIGES	125
SYNDROME CONFUSIONNEL	128

HÉMATOLOGIE	131
Tendance au saignement : purpura	131
Anomalie sur la NFS	134
Allongement du TCA	138
Adénopathies multiples ou unique	141

PNEUMOLOGIE	144
Contrôle et suivi de l'asthme	144
Suivi et contrôle d'une BPCO	146
Anomalie à l'auscultation pulmonaire	148
Ronflements	151
Gaz du sang	153
Toux	155
Traumatisme thoracique	157
Expectorations	160
Détresse respiratoire aiguë	162

CARDIOLOGIE	164
Dyslipidémie	164
Électrocardiogramme	167
Prescrire des anticoagulants	169
Douleur thoracique :	170
Trouble de la conduction : bradycardie	174
Insuffisance veineuse	177
Palpitations	179
Hypertension artérielle	181
Souffle vasculaire	184

PSYCHIATRIE	186
Trouble psychiatrique du post partum	186
Trouble du comportement alimentaire	189

TROUBLE DU SPECTRE AUTISTIQUE	191
TROUBLE DE L'ATTENTION AVEC HYPERACTIVITÉ	194
HALLUCINATIONS	196
HOSPITALISATION SANS CONSENTEMENT	198
AGITATION	201

ENDOCRINOLOGIE — 203

DIFFICULTÉ DE PROCRÉATION	203
HIRSUTISME	206
HYPOALBUMINÉMIE	208
NODULE ET CANCER THYROÏDIEN	210
OBÉSITÉ ET SURPOIDS	212

MALADIES INFECTIEUSES — 215

DIARRHÉES ET EXAMENS MICROBIOLOGIQUES DES SELLES	215
MORSURE ET PIQURES	219
BACTÉRIE MULTIRÉSISTANTES AUX ANTIBIOTIQUES	222
BAAR DANS LES CRACHATS	224
DÉPISTAGE DU VIH POSITIF	226
BRÛLURES MICTIONNELLES	228
ÉCOULEMENT URÉTRAL	232
HÉMOCULTURES POSITIVES	234
ACCÈS PALUSTRE	237
DÉPISTAGE ET CONSEILS IST	241
CONSULTATION DES VOYAGEURS	244
PRESCRIPTION DES ANTIBIOTIQUES	247
ECTOPARASITOSE	250

NÉPHROLOGIE-UROLOGIE — 252

HÉMATURIE	252
ANALYSE ECBU	255
TORSION TESTICULAIRE	257
ÉLÉVATION DE LA CRÉATININE	259
ANOMALIE DES BOURSES	261
ANOMALIE DU TOUCHER RECTAL	264
RÉTENTION AIGUE D'URINE	266
TROUBLE DE LA NATRÉMIE	268

TROUBLE DE LA KALIÉMIE	273
ANOMALIE DE LA MICTION	277
TROUBLE DU CALCIUM	281

HÉPATO-GASTRO-ENTÉROLOGIE 284

DOULEUR ANALE	284
PANCRÉATITE AIGUE	287
TRAUMATISME ABDOMINAL	289
DIARRHÉES	291
CONSTIPATION	293
CARENCES VITAMINIQUES	296
HÉPATOMÉGALIE	297
ICTÈRE	299

GÉRIATRIE 301

CONSULTATION DE SUIVI	301
PRISE EN CHARGE D'UNE POSITION DÉCUBITUS PROLONGÉE	304
PERTE PROGRESSIVE D'AUTONOMIE	306
CHUTE DE LA PERSONNE ÂGÉE	308
DÉNUTRITION ET MALNUTRITION	310

ORL-OPHTALMOLOGIE 312

TUMEURS ORL	312
ANOMALIE DE LA VISION	314

MÉDECINE DU TRAVAIL 318

ACCIDENT DU TRAVAIL	318

Remerciements

Je remercie ma famille pour leur patience et leur soutien.

Je remercie également mes collègues médecins et internes pour leur précieux conseils.

Sarah MEHREZ

L'auteure, Sarah Mehrez, titulaire du Master de recherche biomédicale de l'université Claude Bernard Lyon 1 et diplômée de la faculté de médecine Lyon-Est. Actuellement interne des hôpitaux de Paris.

Avant-propos

Chers externes,

Ayant surmonté les défis des ECOS, j'ai créé "ECOS EN FICHES" pour aider les externes à réussir cette épreuve complexe et stressante. Le livre propose des méthodes et conseils pratiques pour aborder sereinement chaque station lors du concours.

Les ECOS testent les étudiants de manière inattendue, mais une préparation ciblée peut réduire ces incertitudes. Mes fiches rendent le contenu accessible, aidant les étudiants à exceller à l'examen et à acquérir des compétences cliniques vitales pour un soin patient efficace.

Plus qu'un outil de révision, ce guide est conçu pour améliorer les compétences pratiques médicales. En pratiquant avec ces fiches, les étudiants peuvent diminuer l'aléatoire des ECOS et améliorer leur performance lors du concours. L'objectif est de fournir la confiance et le savoir-faire nécessaires pour une excellente pratique médicale.

J'encourage tous les externes préparant les ECOS à persévérer malgré le stress. Cet ouvrage est là pour renforcer votre confiance et vos connaissances. Bon courage, et croyez en votre capacité à relever ces défis et à devenir d'excellents médecins.

Sarah Mehrez

Bon à savoir

Les ECOS (Examens Cliniques Objectifs Structurés) représentent une approche inédite dans l'évaluation des compétences cliniques des étudiants en médecine. Les ECOS visent à évaluer en profondeur les compétences pratiques, en complément des connaissances théoriques, et représentent actuellement 30% de la note finale de l'EDN, le concours de l'internat.
Les étudiants progressent sur dix stations réparties sur deux jours, chacune durant 8 minutes. Ils sont confrontés à des défis cliniques différents à chaque étape, allant de l'interrogatoire patient à la communication efficace d'informations médicales.
Toutefois, les ECOS peuvent générer du stress chez les étudiants, notamment à cause de l'incertitude des sujets abordés et l'évaluation par des jurys différents. De plus, des failles organisationnelles ont été révélé : réponses des acteurs non standardisées, mauvaise insonorisation des salles d'examen, formation des médecins pour l'évaluation.
Cependant, malgré ces obstacles, les ECOS constituent une avancée majeure dans l'évaluation des futurs médecins en France, visant à les préparer de manière optimale à la pratique clinique concrète.

Voici comment se déroule une station lors d'un ECOS. Chaque station dure généralement entre 7 et 8 minutes. L'étudiant peut être seul ou accompagné d'un acteur formé qui simule un patient ou un collègue (médical ou paramédical). Deux évaluateurs sont présents pour noter la performance de l'étudiant.

Au début de la station, l'étudiant-médecin découvre sur la porte la consigne décrivant la tâche clinique à réaliser. Le patient simulé a un scénario standardisé détaillé à jouer et préparé à l'avance. L'étudiant doit alors interagir avec le patient simulé pour mener à bien la tâche demandée, qu'il s'agisse d'un interrogatoire, d'un examen clinique, de l'annonce d'un diagnostic et de l'explications de résultats médicaux. Pendant la performance, les évaluateurs utilisent une grille standardisée pour évaluer les compétences techniques de l'étudiant, son raisonnement clinique, ses capacités de communication et son professionnalisme.

À la fin du temps imparti, l'étudiant passe à la station suivante. Il y a généralement une minute de transition entre les stations pour permettre cette rotation.

ASTUCES

L'évaluation, basée sur une grille standardisée, permet d'adopter certaines stratégies pour optimiser la note, même face à l'imprévisibilité des épreuves. Une consultation régulière de cette fiche d'astuces vous aidera à développer des réflexes bénéfiques.

Tip 1 :
Dans toutes les stations, commencez par saluer de manière distincte et audible, et présentez-vous conformément au rôle défini par la station.

Tip 2
Assurez-vous de vous laver les mains en le mentionnant explicitement pour que le jury le note. Demandez au patient comment il se sent pour montrer votre capacité à établir un rapport humain.

Tip 3
Il est crucial de demander le consentement oral du patient avant toute intervention. Pour les patients mineurs, le consentement des parents est également requis.

Tip 4
Après avoir donné des explications, demandez au patient de reformuler pour s'assurer de sa compréhension et vérifiez s'il a des questions.

Tip 5
Parlez clairement et de manière audible pour que les évaluateurs vous entendent bien, car ils ne pourront pas intervenir. La grille d'évaluation fonctionnant avec des mots-clés, n'hésitez pas à réitérer les points clés. Vérifier que le jury suit activement vos réponses

Tip 6
Bien que 8 minutes puissent sembler courtes, vous avez largement le temps de réfléchir et de mobiliser toutes vos connaissances. Essayez d'être le plus exhaustifs possible.

Tip 7
Après chaque station, efforcez-vous de l'effacer de votre esprit pour vous concentrer entièrement sur la suivante. Les rotations sont rapides et peuvent déstabiliser.

Tip 8
Portez une tenue sérieuse et hygiénique. Évitez les bijoux et le vernis à ongles, et attachez vos cheveux.

Tip 9
L'organisation dépend de chaque faculté, mais présentez-vous tout de même trente minutes avant votre heure de convocation pour arriver sereinement.

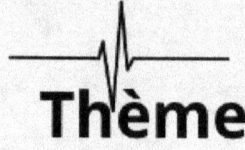
Thème

PÉDIATRIE

Malaise du nourrisson

1) <u>Interrogatoire et examen clinique</u>
Chercher :
- Antécédents personnels et familiaux, épisodes antérieurs, prise de médicaments, allergies
- Naissance à terme, problème pendant la grossesse/accouchement, réalisation du test de guthrie
- Situation à risque de maltraitance

Caractériser le malaise :
- Gravité hémodynamique : demander les constantes (TA, FC, FR, Sat, T°)
- Signes de choc : marbrure, TRC, pouls périphériques, extrémités froides, teint gris
- Signes de gravité respiratoire : signe de lutte/faillite
- Signes de gravité neurologique : bombement fontanelle, confusion/coma, hypotonie axiale/périphérique, mouvements anormaux, déficit localisé

2) <u>Explorations</u>
Demander le bilan systématique du malaise du nourrisson :
- Glycémie capillaire + veineuse
- NFS, plaquette, CRP, PCT

- Ionogramme, créatinine, urée
- Calcémie
- ASAT/ALAT, lactatémie
- BU, ECG, radiographie thoracique

3) <u>Prise en charge :</u>

Rassurance

Hospitalisation si :
- Inquiétude parentale importante et retour au domicile compliqué
- Signe de gravité
- Suspicion de maltraitance

Examen du nouveau-né à terme

1) <u>Expliquer :</u>

Base de la puériculture :
- Changer le bébé après la tétée
- Laver les mains avant les soins et les repas
- Ne pas secouer le bébé
- Ne jamais laisser le bébé seul
- Tabac passif à proscrire
- Protéger le bébé du soleil

Éviter les facteurs de risque de mort inattendu du nourrisson :
- Lit dans un endroit calme à température ambiante (19°)
- Dormir sans oreiller ni couverture ni doudou
- Matelas ferme
- Couché sur le dos
- Pas de cododo dans un lit d'adulte

2) <u>Examen clinique à la naissance</u>

Score APGAR

	Score 0	Score 1	Score 2
FC	∅	<100	>100
Respiration	∅	Lente et irrégulière	Cris vigoureux
Tonus	∅	Faible	Quadriflexion
Coloration	Bleu	Extrémités bleues	Rose
Réactivité	∅	Grimace	Cris, toux

- Vérifier perméabilité des choanes, anus, œsophage
- Soins de cordons
- Bracelet identité

3) <u>Prise en charge</u>

Traitement :
- Vitamine K PO 2mg à 2h de naissance
- Collyre antibiotique (rifamycine) si facteur de risque d'IST

Anomalie du développement psychomoteur

1) <u>Interrogatoire et examen clinique</u>

Demander :
- Antécédents personnels/familiaux, contexte psychosocial, consanguinité ?
- Déroulé grossesse : né à terme, souci pendant la grossesse, exposition toxique/médicament

Caractériser l'anomalie de développement psychomoteur :
- Mode de début, progression ?
- Tonus
- Suivi pédiatrique, courbes staturo pondérales
- Retentissement : sommeil, alimentation, trouble vésico-sphinctériens

2) <u>Pistes diagnostiques</u>

Chercher les red flags :
- Moteurs :
    o Pas de tenue de tête à 3 mois
    o Pas de tenue assis à 9 mois
    o Pas de marche à 18 mois
    o Pas de pédale à 3 ans
- Langage :
    o Pas de son à 1 an
    o Pas de mot à 18 mois
    o Pas d'association de mots à 24 mois
    o Pas de phrase intelligible à 3 ans

Chercher les fonctions cognitives normales :
- Visuelle :
    o Suis le regard à 1 mois
    o Cherche objet caché à 6 mois
- Communication :

- o Sourire réflexe à 2 mois
- o Éclat de rire à 4 mois
- o Compréhension des mots à 10 mois
- Vocabulaire :
    - o 15 mots à 10 mois
    - o 50 mots à 1 an
    - o 100 mots entre 18 et 24 mois (4 à 10 nouveaux mots par jour)

Caractériser l'origine de l'anomalie de développement :
- Centrale (70%) : hypotonie axiale > périphérique, ROT vifs, trouble oculomoteurs, PC anormal, pas de faiblesse musculaire.
- Périphérique (30%) : hypotonie périphérique > axiale, ROT abolis, pas de trouble oculomoteur, PC normal, faiblesse musculaire.

Éruption chez l'enfant

1) <u>Interrogatoire</u>

Chercher :
- Antécédents personnels et familiaux, allergies, toxiques, prise récente de médicament
- Contage infectieux
- Mode de garde
- Courbe de croissance, vaccins à jours ?

Caractériser l'éruption :
- Macule ? papule ? pustule ?
- Topographie, localisation, respect visage, plante des pieds, paume des mains
- Atteintes des muqueuses
- Desquamation, prurit
- Depuis quand ? évolution ?

Signes associés :
- Fièvre
- Adénopathies
- Conjonctivite, chéilité, angine
- Œdème des extrémités
- Signes digestifs

Chercher signes de gravité :
- Déshydratation
- Confusion
- Signes de choc

2) <u>Étiologies</u>

Éruption roséoliforme : roséole, rubéole
Éruption morbiliforme : rougeole, parvovirus B19, EBV, Kawasaki

Éruption scarlatiniforme : scarlatine, varicelle

3) <u>Cas particuliers de prise en charge :</u>
Rougeole :
Déclaration obligatoire et eviction communauté pendant 5 jours
Traitement symptomatique

Kawasaki :
Critères diagnostiques : ABCDEF
- Adénopathie >1,5 cm
- Bouche : stomatite, chéilite, pharyngite
- Conjonctivite bilatérale
- Desquamation et œdème des extrémités
- Exanthème maculo-papuleux morbiliforme
- Fièvre > 5 jours

Traitement : Ig polyvalente IV + aspirine (à dose anti-inflammatoire puis dose anti-agrégant)
Complications : myopéricardite, anévrisme coronarien
→ ETT et hospitalisation

Régurgitation du nourrisson

Distinguer régurgitation et vomissement :
Régurgitation = rejet soudain, sans effort de liquide gastrique en petite quantité
Vomissement = rejet actif avec contraction musculaire abdominale

Les régurgitations du nourrisson sont secondaires à une relaxation transitoire inappropriée du sphincter inférieur de l'œsophage du fait d'une inadéquation entre le volume gastrique et la quantité de lait ingérée. Cette inadéquation s'améliore généralement aux alentour d'un an, à l'âge de la marche.

1) <u>Interrogatoire</u>

Chercher :
- Antécédent personnels, familiaux
- Naissance à terme, déroulé de grossesse, déroulé de l'accouchement, test de Guthrie
- Cassure courbes de croissances
- Signes associés : faim ? refus du biberon ?

Chercher drapeau rouge de reflux gastro-œsophagien pathologique :
- Antécédents d'encéphalopathie
- Antécédents de chirurgie d'atrésie de l'œsophage
- Antécédents mucoviscidose
- Dyspnée, dysphonie
- Toux chronique, toux nocturne
- Malaise
- Bronchiolite, pneumopathies à répétition

2) <u>Prise</u> en charge

Avec des drapeaux rouges : hospitalisation
Sans drapeaux rouges :
- Rassurer les parents et expliquer le mécanisme physiopathologique
- Épaissir le lait
- Réduire le volume du biberon (seulement si allaitement artificiel)

En cas de non-amélioration, il faut suspecter une allergie aux protéines de lait de vache et proposer un régime au lait de vache pendant 2 à 4 semaine avec réévaluation clinique.

Nausées et vomissements

1) <u>Interrogatoire :</u>

Chercher :
- Antécédents personnels, familiaux
- Grossesse : déroulé, naissance à terme, déroulé de l'accouchement, test de Guthrie
- Vaccins à jours
- Entourage malade ?

Caractériser les vomissements :
- Aspect : lait caillé, bile, couleur, épaisseur
- Quantité
- Intervalle post partum
- Favorisé par la position

Chercher un retentissement :
- Casser courbe de croissance
- Déshydratation : cernes, pli cutané, pâleur, aspect des fontanelles
- Fièvre
- Signes digestifs : diarrhée, constipation
- État général du bébé : fatigue, pleurs, affamé

2) <u>Prise en charge et étiologies</u>

Prendre les constantes et la glycémie capillaire systématiquement

En présence d'un syndrome infectieux :
- Gastro-entérite aigue d'origine virale
- Méningite
- Appendicite
- Pyélonéphrite aigue
- Infection ORL

En l'absence d'un syndrome infectieux :
- Chez le nouveau-né :
    - Atrésie duodénale
    - Volvulus
    - Iléus méconial : oriente vers une mucoviscidose
    - Entérocolite ulcéro-nécrosante : surtout chez les prématurés
- Chez le nourrisson :
    - Sténose pylorique : affamé, cassure courbe staturo-pondérale
    - Invagination intestinale aigue
    - Torsion d'annexe
    - Appendicite
    - Occlusion sur bride
    - Hypertension intracrânienne : tumeur ou hématome sous-dural/extra dural dans des situations de maltraitance.

Boiterie

1) <u>Interrogatoire</u> :
Chercher :
- Antécédents personnels, familiaux, prise de médicaments, allergies
- Vaccinations à jour ? réalisation d'un dépistage de luxation congénitale de hanche à la naissance ?
- Épisode infectieux récent, traumatisme récent ?

Caractériser l'épisode :
- Depuis quand ?
- Signes physiques associés : œdèmes, rougeur, chaleur, douleur (LITHIASE)
- Signes généraux associés :

2) <u>Examen clinique</u>

Une boiterie implique un examen clinique poussé et complet, comprenant un examen ostéoarticulaire, neurologique, rachidien, abdominal et tégumentaire.
Prendre les constantes et la taille et le poids (pour calculer l'IMC)
Examen ostéoarticulaire :
- Réaliser une mobilisation et une palpation de toutes les articulations à la recherche de limitation d'amplitude, douleur
- Chercher une inégalité de la longueur des membres : oriente vers une étiologie congénitale ou malformative de la boiterie
- Différencier une boiterie d'esquive d'une boiterie d'équilibre
  - Boiterie d'esquive : secondaire à une douleur donc le temps passé sur le membre est réduit.

- o Boiterie d'équilibration : bascule des épaules du côté pathologique pour équilibrer.

Examen neurologique :
- Chercher des paresthésies, une hémiplégie voire anesthésie du membre pathologique
- Chercher un signe de Léri et de Lasègue

Examen du rachis :
- Palpation à la recherche d'un signe de la sonnette
- Chercher des gibbosités et une déformation
- Calculer l'indice de Schober
- Chercher une douleur à la position assise orientant vers une spondylodiscite

Examen abdominal :
- Inspection, palpation, percussion, auscultation
- Chercher un signe de Mc Burney orientant vers une appendicite (boiterie antalgique par ptoisis)

Examen tégumentaire :
- Chercher une plaie, des ecchymoses, des hématomes orientant vers une maltraitance.

3) Hypothèses diagnostiques

En fonction de l'âge et des indices cliniques, on peut évoquer plusieurs étiologies à la boiterie de l'enfant.
Devant toute boiterie fébrile, il faut évoquer en priorité une infection ostéoarticulaire.

Avant 3 ans :
- Traumatisme
- Luxation congénitale de hanche de révélation tardive

	- Arthrite juvénile idiopathique : surtout genou et cheville - Cause neuromusculaire : myopathie, hémiplégie cérébrale infantile
De 3 à 8 ans	
	- Synovite aigue transitoire : arthrite réactionnelle généralement virale, parfois secondaire à une rhinopharyngite, sans fièvre ni syndrome inflammatoire biologique ni altération de l'état général - Ostéochondrite primitive : nécrose ischémique de l'épiphyse fémorale supérieure
Après 10 ans	
	- Epiphysiolise de la hanche : surtout chez les garçons en surpoids - Apophysite : traumatisme sportif par avulsion épiphysaire du fémur

Anomalie de la croissance staturo-pondérale

1) <u>Interrogatoire :</u>
Chercher :
- Antécédents personnels, maternels et familiaux
- Déroulé de la grossesse, de l'accouchement, naissance à terme ?
- Contexte psycho-social, environnement sain ?

Caractériser l'anomalie :
- Mode de début, progression, acquise ou constitutionnelle ?
- Signes généraux associés : fièvre, altération de l'état général
- Courbes staturo-pondérale : cassure, ralentissement ?

Dresser le stade pubertaire de Tanner :
Pour les filles : développement mammaire
S1 : stade prépubère sans tissu glandulaire ni développement, aérole suivant les contours de la peau du sein
S2: bourgeon mammaire avec élargissement de l'aréole et surélévation du mamelon par une petite glande
S3 : saillie franche du sein avec pigmentation aréolo-mamelonnaire
S4 : élargissement additionnel du sein et surélévation de l'aérole au-dessus du plan du sein
S5 : sein de type adulte

Pour les garçons : développement testiculaire
G1 : Testicules, scrotum et pénis de taille prépubère. Volume testiculaire <4 mL

G2 : volume testiculaire de 4 à 8 mL, rougissement de la peau scrotale, sans grande modification de la taille du pénis.
G3 : volume testiculaire de 9 à 12 mL avec augmentation de la taille du pénis
G4 : volume testiculaire de 15 à 20 mL
G5 : volume testiculaire adulte > 20 mL

Pour les filles et les garçons : développement de la pilosité
P1 : pas de poils
P2 : léger duvet
P3 : poils terminaux peu abondants et pigmentés
P4 : poils qui remplissent tout le triangle de la région pubienne sans dépasser les plis inguinaux
P5: Dépassement des plis inguinaux

Déterminer la taille cible génétique :
(taille de la mère + père)/2 +6,5 pour les garçons et -6,5 pour les filles.

2) <u>Pistes diagnostiques :</u>
Retard statural dominant :
- Causes endocriniennes
    o Déficit en GH
    o Hypothyroidie
    o Hypercorticisme
- Causes osseuses congénitales
- Causes psychoaffectives : nanisme psychoaffectif

Retard pondéral dominant :
- Apport insuffisant : anorexie, malabsorption (maladie cœliaque, MICI)
- Hausses des besoins : infections chroniques, inflammations chroniques

Ictère néonatal

1) <u>Interrogatoire</u>
Chercher :
- Antécédents personnels, familiaux
- Déroulé de la grossesse, accouchement, naissance à terme ?

Chercher des signes d'ictère pathologique :
- Naissance prématuré <38 SA
- Signes associés : neurologique, hémolyse, cholestase
- Origine asiatique
- Fratrie avec antécédent d'ictère
- Situation d'incompatibilité ABO, RAI maternels positifs
- Survenue précoce à moins de 24h de vie
- Durée >10 jours, avec une intensité importante (jusqu'à la plante des pieds)
- Perte pondérale >8%

Signes neurologiques :
- Hypotonie
- Epistothonos
- Somnolence

Signes d'hémolyse :
- Syndrome anémique
- Splénomégalie

Signe de cholestase :

- Hépatosplénomégalie
- Urines foncées
- Selles décolorées
- Prurit

2) <u>Examens complémentaires</u>

De prime abord, il faut systématiquement écarter une cause infectieuse :
- CRP
- Hémocultures
- ECBU

Si on s'oriente vers un ictère à bilirubine conjuguée :
- Échographie abdominale
- Bilan hépatique complet : ASAT/ALAT, gamma GT, PAL
- Hémostase

Si on s'oriente vers un ictère à bilirubine libre :
- NFS, réticulocytes
- Groupage ABO mère et nouveau-né
- Test de Coombs

3) <u>Étiologies</u> :

Ictère à bilirubine libre :
- Ictère bénin : ictère au lait de mère
- Avec hémolyse : allo-immunisation, déficit en G6PD
- Sans hémolyse : hypothyroïdie, infection materno-foetale

Ictère à bilirubine conjuguée : toujours pathologique
- Cholestase intra hépatique : infection post natale (E.coli, CMV)
- Cholestase extra hépatique : atrésie biliaire

Pâleur de l'enfant

1) <u>Interrogatoire</u>

Chercher :
- Antécédent personnels et familiaux
- Mode de vie : stress à l'école, relations sociales ?

Caractériser la pâleur :
- Depuis combien de temps ?
- Intensité ?

Signes associés :
- Saignements extériorisés : cutané, muqueux (gencives, épistaxis)
- Dyspnée d'effort ou de repos
- Altération de l'état général : asthénie, amaigrissement, anorexie
- Adénopathies, hépatomégalie, splénomégalie
- Fièvre ?
- Épisode infectieux récent, entourage malade

Chercher un syndrome cave supérieur :
- Œdème pèlerine
- Circulation thoracique collatérale
- Comblement sus claviculaire

2) <u>Examen complémentaire</u>

On demande systématiquement une NFS, plaquettes et réticulocytes.

Chez l'enfant, le syndrome anémique est principalement dû à une carence martiale, une inflammation ou une hémopathie type leucémie.

En cas d'anémie microcytaire il faut demander :
- Ferritinémie et CST pour explorer une carence martiale
- CRP, VS pour explorer une inflammation

En cas d'anémie macrocytaire il faut demander :
- Myélogramme, frottis pour explorer une hémopathie
- Sérologie parvovirus B19
- Bilan d'hémolyse : LDH, haptoglobine, test de Coombs, frottis, bilirubine libre

Éruption vésiculeuse

1) <u>Interrogatoire</u>
Chercher :
- Antécédents, prise de médicaments, allergies
- Vaccinations à jour ?
- Symptômes similaires dans l'entourage ? (École, fratrie, parents)

Signes généraux associés :
- Toux
- Fièvre
- Adénopathies, hépatosplénomégalie
- Signes ORL : angine, conjonctivite, chéilite, otite

Chercher un retentissement :
- Cassure des courbes staturo-pondérale
- Perte d'appétit
- Trouble du sommeil

Caractériser les lésions :
- Mode d'apparition : depuis quand ? progressivement ou brutalement ? étendue rapide ?
- Type de lésion : vésicule, bulle, macule, papule ? contenu vésicule clair ou trouble ?
- Topographie : roséoliforme, morbiliforme, scarlatiniforme
- Localisation
- Prurigineux ?

2) Varicelle : hypothèse diagnostique principale

Vésicules ombiliquées accompagnée de macules érythémateuses, d'apparition progressive par poussée, due à une infection par le virus varicelle-zona (VZV).

La prise en charge est surtout symptomatique :
- Paracétamol en cas de fièvre
- Antihistaminique pour soulager le prurit
- Couper les ongles courts, désinfecter les vésicules d'allure surinfectée avec une solution de type chlorhexidine
- Douches tempérées quotidiennes

L'éviction scolaire n'est pas systématique. Il faut néanmoins éviter de fréquenter les femmes enceintes.

Il faut savoir prévenir et expliquer les complications possibles :
- Surinfection bactérienne : les plus fréquentes
- Cérébellites
- Syndrome de Reye, en cas de prise d'aspirine ou d'AINS : encéphalite ou stéatose hépatique
- Pneumopathie varicelleuse (surtout chez les adultes)
- Hépatite aigue
- Purpura thrombopénique

Les complications sont plus à risque de se manifester chez des patients à risques :
- Entre 1 et 3 mois d'enfant de mère non immunisée, entre 3 mois et 1 an et après 12 ans
- Nouveau-né prématuré < 28 semaines d'aménorrhée
- Patient immunodéprimé
- Femme enceinte, nouveau-né d'une mère symptomatique entre 5 jours avant l'accouchement et 3 jours après l'accouchement

En cas de complications :

Hospitalisation
Aciclovir IV et augmentin+clindamycine IV en cas de surinfection.

Vaccination et consultation de suivi du nourrisson

1) <u>Consultations obligatoires :</u>
20 consultations obligatoires entre la naissance et 17 ans, avec 3 certificats obligatoires à rédiger et à transmettre à la PMI (protection maternelle et infantile).

Consultations obligatoires :
- 8e jour + certificat obligatoire
- 2e semaine
- Tous les mois entre 1 à 6 mois
- 9e mois + certificat obligatoire
- 11e mois
- 13e mois
- Entre 16-18 mois
- 2 ans + certificat obligatoire
- 3 ans
- Tous les ans entre 4 à 6 ans
- Entre 8-9 ans
- Entre 11-12 ans
- Entre 15-16 ans

2) <u>Dépistages à chaque consultation</u>
Auditif :
- Par potentiels évoqués auditifs (PEA) : réponses électriques en réponse à un stimulus sonore, permet de dépister une surdité sur le nouveau-né et les jeunes enfants.
- Par oto-émission acoustique (OEAP) : sons produits par les cellules ciliées en réponse à un stimulus sonore. Test non invasif permettant le dépistage de surdité en néo-natal

→ Signes d'alerte auditifs :
- Absence de réaction au bruit et à l'appel du prénom
- Trouble du langage
- Enfant très observateur
- Absence d'émission vocale à 2 ans

Visuel :
→ Norme :
- Fixation à 1 semaine
- Poursuite oculaire à 2-3 mois
- Acuité visuelle : 1/10 à 1 an, 4/10 à 2 ans, 10/10 à 3 ans

→ Signes d'alerte :
- Strabisme persistant au-delà de 4 à 6 mois
- Leucocorie : signe d'appel d'une cataracte congénitale ou d'un rétinoblastome
- Larmoiements excessif et buphtalmie : signe d'appel de glaucome congénital

Orthopédique :
- Dépister une luxation congénitale de hanche : instabilité manœuvre de BARLOW, limitation d'abduction
- Vérifier les axes : genu varum jusqu'à 3 ans, genu valgum de 3 à 10 ans, axes alignés à la puberté
- Dépister une scoliose : gibbosités ?

3) Tableau des vaccinations obligatoires :

	2 mois	3 mois	4 mois	5 mois	11 mois	12 mois	16-18 mois
DCPT	X		X				

HI	X		X				
VHB	X		X				
pnC	X		X				
MeC				X		X	
ROR						X	X

DCPT : diphtérie, coqueluche, poliomyélite, tétanos et
HI : Haemophilus influenzae (dans le même vaccin INFARIX)
VHB : hépatite B
pnC : pneumocoque C
MeC : meningocoque c
ROR : rougeole, oreillon, rubéole

Hémangiome infantile

1) <u>Interrogatoire</u>
Il faut chercher :
- Antécédents médicaux personnels et familiaux
- Prise de médicaments
- Déroulé de la naissance : à terme, événement post partum

Il faut caractériser l'épisode :
- Depuis quand : apparu dès la naissance ou après un intervalle libre
- Localisation de la tâche
- Évolution : augmentation, régression, stable
- Couleur, aspect, toucher (élastique, chaud)
- Auscultation : battement, frémissement, souffle ?

2) <u>Diagnostic</u>
Les hémangiomes infantiles sont des tumeurs bénignes sans risque. Elles apparaissent après la naissance, grandissent pendant 5 à 6 mois, stagne et finissent par régresser spontanément entre 2 et 10 ans. Ce sont des tuméfactions élastiques, mamelonnées, plus chaude que la peau péri-lésionnelle. Il n'y a ni battement, ni frémissement ni souffle à l'auscultation.

Il faut savoir reconnaitre le diagnostic différentiel principal, les malformations vasculaires :
- Présent dès la naissance et de croissance rapide
- Frémissement, battement et souffle l'auscultation
- Induré à la palpation

Devant un de ces signes, il faut réaliser une échographie doppler pour poser le diagnostic.

3) Prise en charge

Elle ne concerne que les hémangiomes à localisation risquée :
- Palpébral : risque d'amblyopie
- Aile du nez : risque de préjudice esthétique
- Sous glottique : obstruction laryngée
- Trachéale : détresse respiratoire

Le traitement consiste en une prise de bétabloquant (propranolol) deux fois par jour.

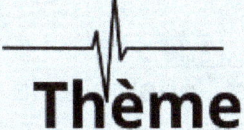

Thème

GYNÉCOLOGIE-OBSTÉTRIQUE

Bouffées de chaleur

1) <u>Interrogatoire</u>
Chercher :
- Antécédents personnels de cancers et de fracture, antécédents obstétriques et antécédents familiaux, prise de toxique et de traitements
- Ménopause ? date des dernières règles ?
- Syndrome climatérique : sueurs nocturnes, trouble du sommeil, sécheresse vaginale, baisse de libido, labilité émotionnelle, perte de cheveux, fluctuation de poids, aménorrhée

Caractériser les bouffées de chaleur :
- Épisode antérieur similaire
- Mode de début, progression
- Accompagnée d'épisode dépressif caractérisé, d'anxiété
- Retentissement général sur la qualité de vie : épisode dépressif caractérisé, anxiété

2) <u>Examen complémentaire</u>
Il faut systématiquement demander un bilan hormonal :

- FSH, LH
- Œstradiol

Selon les situations (antécédents de fractures), on peut également demander une DMO.

3) <u>Pistes diagnostiques</u>

La ménopause est l'étiologie la plus fréquente des bouffées de chaleur chez les femmes > 55 ans. Parmi les autres étiologies, on retrouve :
- Les troubles endocriniens : hyperthyroïdie, phéochromocytome, insuffisance ovarienne précoce.
- Médicaments : inhibiteur de l'aromatase, agoniste GnRH.

En cas de suspicion de ménopause, un bilan pré thérapeutique s'impose avant l'introduction d'un traitement hormonal :
- Prise de constantes : tension artérielle, poids, taille
- NFS et bilan de coagulation
- Ionogramme
- TSH
- Examen des anomalies lipidiques, glycémie à jeun
- Bilan hépatique : ASAT, ALAT
- Mammographie (pour éliminer un éventuel cancer du sein qui est une contre-indication)

Le suivi du traitement se compose d'un examen clinique annuel et d'un bilan biologique tous les 3 ans.

Il faut connaitre les risques liés à l'utilisation d'un THM :
- Cancer du sein
- Maladies thrombo-emboliques veineuse
- AVC
- Cancer de l'endomètre

Il faut également connaître les contre-indications d'un traitement hormonal de la ménopause :
- Antécédents de cancer hormono-dépendant : surtout les cancers du sein et du col de l'utérus
- Antécédents de maladies thrombo-emboliques : TVP, embolie pulmonaire
- HTA non contrôlée
- Saignements vaginaux inexpliqués

Anomalie de l'examen mammaire

1) <u>Réalisation et indication</u>
Apprendre l'importance du dépistage :
- Auto-réalisation de palpation mammaire à partir de 25 ans
- Mammographie annuelle entre 50 et 75 ans

Réalisation de la palpation mammaire : demander le consentement
→ Observer le sein : couleur, aspect de la peau, écoulement spontané, symétrie
→ Palpation : cadran par cadran en commençant par le cadran supéro-interne. Utiliser la pulpe des 3 doigts, pincer le mamelon pour chercher un écoulement
→ Palpation aire axillaire à la rechercher d'adénopathies
En cas de nodule : adhérent, mobile ? dur ou mou ? douloureux à la palpation ? aspect inflammatoire en regard ?

Connaitre les signes évocateurs d'une masse maligne :
- Écoulement mamelonnaire rouge ou noir
- Rétraction mamelonnaire avec aspect de peau d'orange

2) <u>Prise en charge</u>
En cas de nodule ou de masse :
< 30 ans : échographie mammaire
> 30 ans : mammographie face + profil à faire en 1ère partie de cycle

Sur la mammographie :
Vérifier la bonne qualité de l'imagerie avec la visualisation des plans musculaires profonds.

Connaitre les signes évocateurs d'une masse maligne :
- Adhérence aux plans profonds
- Masse dense et hétérogène,
- Mal limitée aux contours irréguliers, lobulés ou spiculés
- Microcalcification

En cas de suspicion de masse maligne à l'imagerie : demander une biopsie pour établir la classification ACR.
Si le cancer est confirmé, il faut demander un bilan d'extension comportant une IRM mammaire, un TDM-TAP et une scintigraphie pulmonaire.

Menace d'accouchement prématuré

1) <u>Interrogatoire :</u>

Chercher :
- Antécédents obstétriques
- Allergies, prises de toxiques, prise de traitements
- Déroulé de la grossesse jusqu'à maintenant

Caractériser les contractions :
- Régulières ? nombreuses ? douloureuses ?
- Saignement ?
- Constantes : fièvre ? hypertension artérielle ? tachycardie ?
- Ruptures des membranes ?
- Trouble neurologique (paresthésie, confusion…) ?

2) <u>Examens complémentaires :</u>
- Échographie endopelvienne pour mesurer la longueur du col
- Échographie fœtale pour apprécier la croissance, le poids et la quantité de liquide amniotique
- Cardiotocographie pour mesurer le rythme cardiaque fœtal et objectiver les contractions

Demander :
- NFS, plaquette, CRP
- ECBU
- Prélèvement vaginal

On parle de menace d'accouchement prématuré si des contractions utérines régulières sont associées à un raccourcissement du col <1,5 cm.

3) <u>Prise en charge :</u>

Devant toute menace d'accouchement prématuré il faut transférer la patiente dans la maternité de niveau adapté selon le nombre de SA :
- < 32 SA → maternité de niveau 3
- 32-34 SA → maternité de niveau 2
- >34 SA → maternité de niveau 1

Il faut scoper la patiente et la placer sous surveillance.
Traitement médicamenteux par bétaméthasone si <34 SA en 2 doses sur 48h

Traitement de la menace d'accouchement prématuré :
- Si <34 SA : tocolyse IV par atosiban SAUF SI : métrorragie, anomalie du rythme fœtal ou chorioamniotite (dans ce cas-là il faut procéder à une extraction fœtale d'urgence) + bétaméthasone en 2 doses sur 24h.
- Si 34-37 SA : déclenchement et antibiothérapie IV
- Si >37 SA : déclenchement immédiat.

Interruption volontaire de grossesse

1) <u>Interrogatoire</u>

Chercher :
- Antécédents personnels
- Prise de médicament, toxiques
- Difficulté psycho-sociales : isolement, précarité financière, violence
- Conduite sexuelle à risque : plusieurs partenaires, pas de contraception, prise de drogue IV

2) <u>Éducation thérapeutique</u>

Il faut expliquer à la patiente que l'interruption volontaire de grossesse peut être réalisée de façon médicale ou chirurgicale. Ce choix dépend du nombre de semaine d'aménorrhée et d'éventuelles contre-indications.

Méthode médicale :

L'IVG médicale peut se faire avant 7 semaines d'aménorrhées. Elle est contre-indiquée chez les femmes présentant des troubles de la coagulation ou une allergie aux médicaments utilisés. Elle est réalisée par prise de MIFÉPRISTONE puis de MISOPROSTOL à 48h d'intervalle. Le taux d'échec de cette méthode est de 5%.

Méthode chirurgicale :

L'IVG chirurgicale peut se faire jusqu'à 16 semaines d'aménorrhée, et peut remplacer l'IVG médicamenteuse si les délais ne sont pas respectés ou en cas de contre-indication. La méthode la plus souvent utilisée est l'aspiration : introduction d'une canule dans la cavité utérine puis inspiration de son contenu. Le taux d'échec de cette méthode est de 1%.

Les deux méthodes peuvent se compliquer d'infection génitales, de douleurs pelviennes, et de saignements.

3) Consultations obligatoires

La réalisation d'une IVG est bien encadrée en France. Une consultation avec un psychologue est obligatoire pour les femmes mineures, et proposée aux femmes majeures. Une 2e consultation permet la signature d'un consentement écrit, suivi de la réalisation du geste. Post IVG, une 3e consultation à 14-21 jours permet de vérifier la vacuité utérine par échographie.

Il est recommandé de réaliser une échographie pelvienne de débrouillage, pour dater la grossesse avant l'IVG.

Il faut systématiquement proposer un dépistage d'IST, ainsi qu'une contraception adaptée.

Dépistage diabète gestationnel

1) <u>Interrogatoire</u>
Chercher :
- Antécédents gynécologiques, médicaux, chirurgicaux, familiaux (diabète de type 2)
- Prise de traitement et de toxiques, allergies

Expliquer les conditions de dépistages :
- >35 ans
- IMC >25
- Antécédents familiaux de diabète de type 2
- Antécédent personnel de grossesse macrosome
- Antécédent personnel de diabète gestationnel

2) <u>Réalisation du dépistage</u>
Expliquer à la patiente que le dépistage peut se faire à plusieurs moments de la grossesse.
Au premier trimestre par glycémie à jeun :
- Si glycémie >1,26 : découverte fortuite d'un pré-gestationnel diabète sous-jacent
- Si glycémie entre 0,92 et 1,26 : diabète gestationnel
- Si glycémie <0,92 : pas de diabète gestationnel ni de diabète pré-gestationnel

Entre 24 et 28 semaines d'aménorrhées par hyperglycémie provoquée orale (HGPO)
- Glycémie à 1h >1,8 : diabète gestationnel
- Glycémie à 2h >1,52 : diabète gestationnel

L'HGPO est réalisée si le dépistage du 1er trimestre est revenu négatif ou s'il n'a tout simplement pas été réalisé.

3) <u>Éducation thérapeutique</u>
En cas de dépistage positif il faut expliquer à la patiente l'importance d'une autosurveillance par dextro 4 à 6 fois par jour, avant et après les repas avec les objectifs suivant :
Pré prandial : <0,92
Post prandial : <1,2 (à 2h de distance d'un repas)

Il faut également surveiller l'hygiène de vie et rappeler l'importance d'une activité physique régulière, d'une alimentation saine comportant 50% de glucides (préférer les sucres lents). Il ne faut pas instaurer un régime restrictif et respecter une alimentation normo calorique avec un apport minimum de 1600 kcals journalières.

Allaitement

1) <u>Interrogatoire</u>

Chercher :
- Antécédents médicaux, gynécologiques, chirurgicaux, familiaux
- Prise de traitement et toxiques, allergies
- Suivi de couche : déroulé, incidents particuliers ?

2) <u>Éducation thérapeutique</u> :

Expliquer les conditions d'un allaitement optimal :
- Alimentation variée et riche en protéine et en calcium, avec un apport en eau abondant
- Proscrire le tabac, l'alcool et les excitants
- La tétée doit se faire selon la demande de bébé, et il faut donner les 2 seins à chaque fois
- Bébé doit prendre tout le mamelon dans sa bouche, et pas seulement l'aréole.

Expliquer les bénéfices de l'allaitement :
- Réduit le risque de leucémie pédiatrique, les infections ORL et le risque d'asthme et d'allergie
- Réduit le risque de dépression post-partum
- Réduit le risque de cancer du sein et des ovaires
- Favorise la perte de poids post partum.

3) Complications

	Signes cliniques	Prise en charge

Crevasses	Irritation du mamelon Tétées douloureuses Apyrétique	Augmenter la fréquence des tétées et s'assurer de leur efficacité (bonne position du bébé)	*signe du Budin : écoulement mamelonnaire purulent.
Engorgement	Sein œdématié, douloureux et rouge	Augmenter la fréquence des tétées et s'assurer de leur efficacité Antalgie par paracétamol ou AINS Massage mamelonnaire	
Lymphangite	Fièvre Inflammation locale Signe de Budin* négatif	Antalgie par paracétamol ou AINS Possible de proposer des antibiotiques PO si pas d'amélioration	
Galactophorite	Fièvre Signe de Budin positif	Antalgie Antibiothérapie PO contre staphylocoque aureus Arrêt de l'allaitement temporaire	
Abcès	Fièvre Masse fluctuante	Chirurgie Arrêt de l'allaitement.	

Contraception

1) <u>Interrogatoire</u> :
Chercher :
- Antécédents médicaux qui peuvent être des contre-indications : diabète non contrôlé, HTA non contrôlée, migraine (avec ou sans aura), MTEV, SAPL, LES, dyslipidémie, cancer
- Antécédents chirurgicaux, gynécologiques, familiaux (diabète, MTEV, cancer)
- Prise de traitement et de toxique, allergies.

Si la consultation concerne une jeune mineure, il faut lui demander si elle souhaite continuer la consultation sans son accompagnateur.

2) <u>Éducation thérapeutique</u>
Il faut expliquer à la patiente qu'il existe plusieurs types de contraception : les pilules, les dispositifs intra utérin, les patchs, les implants et la contraception mécanique (préservatif).

En l'absence de contre-indication on propose les pilules oestro-progestatives en première intention.

On se focalisera ici sur la pilule oestroprogestative :
Il faut la prendre tous les jours à la même heure, à débuter le premier jour des règles. Elle agit en bloquant l'ovulation, il faut donc la prendre pendant 21 jours puis laisser l'extériorisation d'une hémorragie de privation.

Il faut connaitre les effets indésirables et les expliquer à la patiente : nausées, vomissements, jambes lourdes, mastodynie, acné. Elle augmente le risque de cancer du col, cancer du sein et de maladies thrombo-emboliques veineuse. Elle a en revanche un effet protecteur sur le cancer des ovaires et de l'endomètre.

En cas d'oubli de pilule, il faut savoir expliquer la marche à suivre :
Si l'oubli est inférieur à 12h, il faut prendre le comprimé oublié immédiatement, et continuer la plaquette comme d'habitude.
Si l'oubli est supérieur à 12h et qu'il reste plus de 7 comprimés sur la plaquette, il faut prendre le comprimé oublié et le prochain à la bonne heure, et proposer une contraception d'urgence avec une contraception mécanique d'une semaine en cas de rapport sexuel datant de 5 jours.
Si l'oubli est supérieur à 12h et qu'il reste moins de 5 comprimés sur la plaquette, il faut commencer la plaquette suivante et proposer une contraception d'urgence avec une contraception mécanique d'une semaine en cas de rapport sexuel datant de 5 jours.

Les recours pour la contraception d'urgence dépendent du délai du dernier rapport sexuel :
S'il date de moins de 3j, il faut proposer LEVONORGESTREL en dose unique, prescription non obligatoire, remboursé à hauteur de 65% sur prescription, et gratuit pour les mineures.
S'il date de plus moins de 5 jours, il faut proposer ULIPRISTAL ACETATE en dose unique, prescription non obligatoire, remboursé à hauteur de 65%, gratuit pour les mineures.

Il est possible de réaliser une contraception d'urgence par pose d'un dispositif intra utérin en cuivre, à prescription obligatoire et remboursé à hauteur de 60%.

Suivi de grossesse normale

1) <u>Interrogatoire</u> :
Chercher :
- Antécédents médicaux, chirurgicaux, gynécologiques, familiaux
- Prise de traitement, toxiques, allergiques

2) <u>Examen clinique</u>
Les femmes enceintes bénéficient d'un suivi régulier à chaque mois de leur grossesse. Chaque consultation comporte un examen clinique commun et spécifique au mois concerné.

L'examen clinique systématique se compose :
- D'une prise de tension artérielle en position semi allongée
- D'une auscultation cardiaque de la mère et du fœtus pour chercher des battements du cœur fœtaux normaux
- D'une inspection du ventre à la recherche de mouvements actifs fœtaux
- D'une mesure de la hauteur utérine*, orientant vers un retard de croissance intra utérin en cas de retard
- De la réalisation d'une BU accompagné d'un ECBU en cas de BU anormale, d'infection urinaire fréquentes, d'un diabète
- Mesure du poids

La mesure de la hauteur utérine :
Elle est de 20 centimètres à 16 SA, puis augmente de 1 cm par SA jusqu'à 30 SA puis de 0,5 cm par SA.

Au premier trimestre, il faut demander :
- Sérologie syphilis, toxoplasmose, rubéole, VHB
- Groupage ABO et rhésus, avec des RAI
- Proposer un dépistage de la trisomie 21
- Réaliser un dépistage du diabète gestationnel en présence de facteurs de risque

Il faut également penser à déclarer la grossesse avant 15 SA à l'assurance maladie et à la CAF.

Il est important d'introduire une supplémentation en folates jusqu'à 10 semaines d'aménorrhées.

L'échographie du premier trimestre permet la datation et l'estimation du terme. On y mesure la longueur cranio caudale, ainsi que la clarté nucale.

Au 2ᵉ trimestre :
Le 4ᵉ mois (16-20 SA), on réalise l'entretien pré natal pour appréhender les conditions socio-économique d'accueil du bébé, et les différentes aides à proposer.

Le 5ᵉ mois (20-24 SA) permet de réaliser l'échographie du 2ᵉ trimestre, qui recherche d'éventuelles malformations fœtales, une biométrie fœtale, observe la vitalité fœtale et apprécie la quantité liquide amniotique.

Au 6ᵉ mois (24-28 SA), il faut demander une NFS, des RAI, un second dépistage de diabète gestationnel si besoin. Il faut penser à admnisitrer des gamma globuline anti D si la mère est rhésus négatif et que le père est inconnu ou rhésus négatif.

Au 3ᵉᵐᵉ trimestre :
Au 7ᵉ mois (28-32 SA) : il faut administrer de la vitamine D

Au 8ᵉ mois (32-36 SA) : réalisation de l'échographie du 3ᵉ trimestre qui observe la vitalité fœtale et la présentation du fœtus pour mesurer le score de Manning. Durant cette consultation on redemande des RAI, et un dépistage streptocoque B.

Au 9ᵉ mois : on demande simplement des RAI.

Saignement génital hors grossesse

1) <u>Interrogatoire</u> :

Chercher :
- Antécédents personnels de trouble de la coagulation, de cancer, de SAPL, et de MTEV
- Antécédents chirurgicaux, gynécologiques, familiaux (de trouble de la coagulation et de cancer)
- Prise de traitement anticoagulant, anti-agrégant plaquettaire
- Prise de toxiques
- Mode de vie : stress, conduite sexuelle à risque ?

Concernant le saignement :
- Depuis quand ? mode d'apparition ? post coïtal ?
- Épisode similaire antérieur
- Quantité ?
- Aspect, couleur, présence de caillot ?

Signes associés :
- Fièvre, frissons, sueurs
- Dysménorrhées
- Dyspareunie
- Trouble de la libido
- Douleur abdominale ou pelvienne
- Constipation, hypothermie, asthénie (signes d'hypothyroïdie)
- Amaigrissement, anorexie, asthénie (signes d'altération de l'état général

Chercher des signes de gravité :
- Mauvaise tolérance hémodynamique : pâleur cutanée, dyspnée, vertiges

2) Examen clinique
- Réaliser un toucher vaginal pour apprécier le volume utérin, une déformation annexielle, une masse
- Réaliser une échographie pelvienne
- Réalisation un examen au spéculum pour déterminer l'origine du saignement

Hémorragie de la délivrance

1) <u>Interrogatoire</u>

Chercher :
- Antécédents gynécologiques, chirurgicaux, médicaux, familiaux de SAPL et MTEV
- Prise de traitement anticoagulant
- Prise de toxiques, allergies

Caractériser le saignement :
- Abondance : >500 mL en 24h définit une hémorragie de la délivrance, >1000 mL définit une hémorragie de la délivrance sévère.

2) <u>Prise en charge</u>

Dès la sortie de la première épaule du bébé, il faut injecter de l'ocytocine en IV.

En cas de saignements persistant, il faut :
- Réaliser une délivrance manuelle du placenta si besoin
- Réaliser une révision utérine avec le spéculum pour chercher une déchirure du col ou une déchirure des parois vaginales
- Réaliser un massage utérin
- Administrer une seconde dose d'ocytocine en IV
- Débuter une antibioprophylaxie
- Réaliser un remplissage aux cristalloïdes
- Instaurer une oxygénothérapie
- Poser 2 VVP
- Poser une sonde à demeure car la vidange vésicale favorise la tonicité utérine.

En parallèle il faut demander un groupage ABO et rhésus avec des RAI, une NFS avec un bilan d'hémostase et commander des CGR et du PFC.

Si le saignement persiste malgré la première ligne de prise en charge, il faut :
- Administrer des prostaglandines IV
- Administrer de l'acide tranexamique 1mg

En cas de persistance malgré la deuxième ligne de prise en charge, si la patiente est stable hémodynamiquement on la transfère dans un service de radio interventionnelle pour une embolisation. Si la patiente est instable on la transfère au bloc opératoire pour une ligature de l'artère utérine voir une hystérectomie d'hémostase.

Hémorragie pendant la grossesse

1) <u>Interrogatoire</u>

Il faut chercher :
- Antécédents médicaux, gynécologiques, chirurgicaux, familiaux
- La prise de traitement et de toxique
- Des allergies
- Date des dernières règles, grossesse ?

Il faut caractériser le saignement :
- Temporalité : depuis quand ? quel trimestre si grossesse en cours ?
- Couleur : noirâtre ou rouge ?
- Aspect : caillots ?
- Quantité : abondant ou peu abondant ?

Il faut chercher des signes associés :
- Douleur pelvienne latéralisée ?
- Douleur abdominale, crampes ?
- Signes climatériques de grossesse : mastodynie, nausées, vomissements ?

2) <u>Examen clinique :</u>

En premier lieu il faut réaliser un toucher vaginal qui oriente vers différentes étiologies :

Grossesse extra utérine :
- Masse latérale
- Douleur à la palpation du cul de sac de douglas
- Douleur à la mobilisation utérine
- Col tonique fermé

Fausse couche spontanée :
- Indolore
- Col mou et modifié

On peut également réaliser une échographie pelvienne, qui oriente vers différentes étiologies :

Grossesse extra utérine
- Masse latérale
- Endomètre épais
- Utérus vide

Fausse couche spontanée
- Visualisation d'un sac vitellin de taille anormale sans embryon visible
- Contours irréguliers

Hématome rétro placentaire
- Lentille biconvexe anéchogène qui se place entre l'utérus et le placenta

Placenta prævia
- Placenta situé bas

On demande également une échocardiotocographie pour apprécier le rythme cardiaque fœtal et les battements du cœur :
Un rythme cardiaque fœtal anormal associé à des battement du cœur assourdi oriente vers un hématome rétro placentaire, qui est à risque de malformation intra utérine fœtale.
Un rythme cardiaque fœtal normal peut orienter vers un placenta prævia, qui est à risque hémorragique maternel.

3) <u>Étiologies</u>

Les hémorragies durant la grossesse peuvent être causées par différentes étiologies. L'orientation vers l'étiologie responsable se fait grâce à l'aspect du sang, la temporalité et les résultats des différents examens complémentaires.

Au premier trimestre, il y a deux causes qui entrainent des saignements : les grossesses extra utérines et les fausses couches spontanées. Dans le cas des grossesses extra utérines, le sang est noir et peu abondant, avec une douleur latéro utérine, un col tonique et fermé, et un aspect échographique spécifique mentionné plus haut. Dans le cas des fausses couches spontanées, le sang est rouge, abondant et accompagné de caillots, avec une douleur abdominale de type crampe et une disparition des signes climatériques de la grossesse.

Au troisième trimestre, il y a deux autres causes qui entrainent des saignements : les hématomes rétro placentaires ou les placentas prævia. Dans le cas des hématomes rétro placentaires, le sang est noir et peu abondant accompagnés de contraction utérines douloureuses. Dans le cas du placenta prævia, le sang est rouge et abondant, accompagné de contractions indolores.

Leucorrhées

1) <u>Interrogatoire</u> :
Il faut chercher :
- Antécédents médicaux, gynécologiques, chirurgicaux, familiaux
- Prise récente d'antibiotiques
- Prise de toxiques, allergies
- Mode de vie : conduite sexuelle à risque ? contraception ?

Il faut caractériser les leucorrhées :
- Couleur : verdâtre, jaunâtre, blanchâtre
- Aspect : épais, mousseux, grumeleux
- Odeur : nauséabonde, plâtre
- Quantité
- Depuis quand ? épisode similaire antérieur ?

Signes associés :
- Prurit
- Signes fonctionnels urinaires : dysurie, pollakiurie, brulure mictionnelle
- Douleur pelvienne, métrorragie ?
- Œdème vulvaire
- Muqueuse vaginale rouge
- Col framboisé
- Dyspareunie
- Symptômes chez le partenaire ?

2) <u>Examen clinique</u>

Il faut prendre les constantes : tension artérielle, température, saturation, fréquence respiratoire.
Il est indispensable de réaliser un prélèvement vaginal pour examen direct afin d'orienter l'étiologie et la prise en charge adaptée.

3) Étiologie

Les leucorrhées sont généralement l'expression d'une infection génitale basse. Elle peut être causée par différents agents, responsables d'infection sexuellement transmissible ou non.

Agents sexuellement transmissible responsables de leucorrhées :

Trichomonas : l'examen direct met en évidence un parasite
- Leucorrhées verdâtres malodorantes mousseuses
- Cause une vaginite avec les muqueuses et un col rouge
- Symptômes : brulures mictionnelles, dyspareunie.
- Traitement : métronidazole avec traitement du partenaire

Chlamydia : l'examen direct met en évidence un BGN
- Leucorrhées inconstantes
- Pauci symptomatique
- Traitement : doxycycline avec traitement du partenaire

Mycoplasma :
- Leucorrhées inconstantes
- Pauci symptomatique
- Traitement : doxycycline avec traitement du partenaire

Gonocoque : l'examen direct met en évidence un CGN
- Leucorrhées jaunâtres, nauséabondes

- Muqueuse vaginale saignant au contact
- Cervicite, urétrite
- Traitement : C3G avec traitement du partenaire

Agents non sexuellement transmissible responsables de leucorrhées :

Candida : l'examen direct met en évidence des filaments
- Leucorrhées blanchâtres, grumeleux
- Vulvo-vaginite, prurit, œdème vulvaire

Vaginose : examen direct met en évidence des clues cells
- Leucorrhées grisâtres peu abondantes
- Peu d'irritation locale
- Sniff test positif

Masse pelvienne

1) <u>Interrogatoire</u>

Il faut chercher :
- Antécédents médicaux, gynécologiques, chirurgicaux, familiaux
- Date des dernières règles
- Prise de traitements et de toxiques, allergies

Il faut caractériser la masse :
- Depuis quand, d'évolution progressive ou rapide ?
- Palpable ?
- Douleur pelvienne ?
- Uni ou bilatérale ? localisation ?
- État cutané en regard ?

Il faut cherche des signes associés :
- Fièvre, sueurs, frissons
- Altération de l'état général
- Trouble du transit ? signe de syndrome occlusif ?
- Signes fonctionnels urinaires
- Troubles des règles ? troubles érectiles ?
- Adénopathies, hépatomégalie, splénomégalie ?
- Toux chroniques ? céphalées ? ictère ?

2) <u>Examens complémentaires</u>

L'examen clinique comporte un examen abdominal complet (palpation, inspection, auscultation, percussion) pour caractériser la masse : mobile ? dure ? douloureuse ?

Il faut systématiquement demander un bilan biologique :
- NFS, plaquette, CRP, ionogramme, créatinine et urée

- Bilan hépatique complet
- Beta HCG sanguins

Il faut également demander une exploration par :
- Échographie pelvienne
- Toucher vaginal et toucher rectal

En cas de suspicion de tumeur ovarienne, il faut :
- Explorer les marqueurs tumoraux sanguins : Ca125, Ca 19.9, ACE, HE4
- Réaliser un scanner TAP pour un bilan d'extension
- Réaliser une IRM pelvienne

3) <u>Étiologies</u> :
- Grossesse
- Kyste ovarien : l'échographie met en évidence une masse liquidienne, anéchogène aux contours réguliers et homogènes
- Fibrome utérin
- Tumeur ovarienne : l'échographie met en évidence une masse hétérogène aux contours irréguliers, multiloculaire de grosse taille
- Endométriose

Trouble des règles

1) <u>Interrogatoire</u>

Il faut chercher :
- Antécédents médicaux, gynécologiques, chirurgicaux, familiaux
- Prise de traitement et de toxiques, allergies
- Rapport sexuel récent ? prise de contraception ?

Il faut caractériser l'aménorrhée :
- Depuis quand ? élément déclencheur ?
- Épisode antérieur similaire ?

Il faut chercher des signes associés :
- Signes de grossesse : nausée, vomissement, douleur abdominale ?
- Signe de ménopause : bouffée de chaleur, vertiges ?
- Signe d'hyperprolactinémie : galactorrhée, trouble de la libido
- Signe d'androgénisation : hirsutisme, obésité androïde, alopécie, acné

2) <u>Examen complémentaire</u>

En première intention il faut demander un test de grossesse. S'il est négatif, on demande un test de progestérone pour orienter l'étiologie de l'aménorrhées.

Test à la progestérone négatif :
- Hyperprolactinémie : hypogonadisme hypogonadotrope
- Insuffisance ovarienne précoce : hypogonadisme hypergonadotrope

Test à la progestérone positif :
- Syndrome des ovaires polykystique : androgénisation, spanioménorrhée.

Il faut également doser :
- Prolactine
- FSH, LH, testostérone totale, œstradiol

Et demander :
- Échographie pelvienne

En cas d'hyperprolactinémie : il faut demander une IRM cérébrale
En cas d'insuffisance ovarienne précoce : il faut demander un caryotype
En cas de syndrome des ovaires polykystique : il faut doser une 17 OH progestérone (pour chercher un bloc 21 hydroxylase).

Contraction pendant la grossesse

1) <u>Interrogatoire</u>
Il faut chercher :
- Antécédents médicaux, chirurgicaux, familiaux, gynécologiques
- Prise de toxiques
- Prise de traitement
- Allergies

Caractériser les contractions :
- Depuis quand ?
- Régulières ?
- Douloureuses ?

Chercher des signes associés :
- Fièvre, sueurs, frissons
- Pertes des eaux (rupture des membranes ?)
- Saignements ?
- Diminution des mouvements fœtaux ?

Il faut chercher des facteur de risque de menace d'accouchement prématuré :
Conditions socio-économique :
- < 18 ans ou >35 ans
- Travail pénible
- Mère célibataire
- Stress et précarité

Facteur obstétrique :
- Antécédent d'accouchement prématuré
- Antécédents de fausse couche tardive
- Intervalle court entre les grossesses (mois de 6 mois)

Facteurs généraux :
- HTA gravidique
- Retard de croissance intra-utérin
- Prééclampsie
- Infection (risque de chorioamniotite)
- Traumatisme abdominal

Facteurs locaux :
- Béance cervico-isthmique
- Diminution de la taille de la cavité utérine
- Grossesse multiple
- Macrosomie fœtale
- Hydramnios

2) <u>Examen clinique</u>

Il faut systématiquement une biologie comportant
- NFS, CRP
- Ionogramme complet, créatinine, urée
- Groupage ABO, Rhésus, RAI

Il faut rechercher une étiologie infectieuse :
- ECBU
- Prélèvement vaginal à la recherche d'une étiologie bactérienne

Il faut également réaliser :
- Toucher vaginal et examen au spéculum pour chercher des métrorragie, leucorrhées, une rupture des membranes, mesurer la hauteur utérine
- Échodoppler obstétrique pour mesurer croissance, poids, quantité de liquide amniotique
- Échographie du col : il faut un col >2,5 cm pour parler de MAP

- Cardiotocographie
- ECG

3) <u>Prise en charge</u>

Avant 34 SA :
- Administration de deux doses de bétaméthasone 12mg à 24h heure d'intervalle
- Tocolyse par atosiban IV sauf en cas de contre-indication (métrorragie, chorioamniotite, rythme cardiaque fœtal anormal)

Entre 34 et 37 SA :
- Déclenchement et antibiothérapie si la patiente est instable ou antibioprophylaxie si l'on peut continuer la grossesse.

Après 37 SA :
- Déclenchement systématique par prostaglandine

En cas de rupture des membranes, il faut prévoir le déclenchement dans un délai de 48h.

Il est important de proposer une prévention secondaire pour les prochaines grossesses :
- Cerclage si col court et plusieurs antécédents de naissance prématuré
- Supprimer les facteurs de risque
- Progestérone micronisée intra vaginale

Hypertension pendant la grossesse

1) Interrogatoire
Il faut chercher des facteurs de risques de prééclampsie :
- Antécédents d'obésité, d'hypertension artérielle, de SAPL, de diabète
- Conditions de vie précaire, stress
- < 20 ans ou >35 ans, origine ethnique africaine

Chercher des symptômes de crise d'éclampsie : complication d'une prééclampsie
- Céphalées
- Reflexes ostéotendineux vifs
- Acouphènes
- Phosphènes

Chercher des symptômes de HELLP syndrome : complication d'une prééclampsie
- Douleur épigastrique en barre

Chercher des signes de souffrance fœtale : complication d'une prééclampsie
- Diminution des mouvements fœtaux actifs
- Hauteur utérine basse

2) Examens complémentaires
Prise de constantes : tension artérielle, saturation, fréquence respiratoire, température.
Il faut réaliser :

- BU ou recueil des urines sur 24h : à la recherche d'une protéinurie.
- Échographie fœtale : recherche RCIU avec la mesure de la hauteur utérine

On parle de prééclampsie si une hypertension artérielle >140/90 mmHg s'associe à une protéinurie >0,3 g/24h.

3) <u>Prise en charge :</u>
Si l'hypertension est isolée sans prééclampsie :
- Arrêt de travail pour se reposer jusqu'à l'accouchement
- Rassurance sans nécessité de traitement anti-hypertenseur
- Suivi rapproché : consultation et bilan biologique tous les 10 jours, avec échographie fœtale tous les mois.

En cas de pré éclampsie non sévère :
- Hospitalisation en maternité
- Mise en place d'un scope, d'une surveillance du rythme cardiaque fœtal et écho doppler fréquent
- Consultation d'anesthésie et bilan préopératoire
- Administration d'une corticothérapie avant 34 SA (bétaméthasone 12mg 2x à 24h d'intervalle)
- Traitement anti HTA en IVSE : labétolol avec pour objectif 140/90
- Magnésium en cas de signe de neuro
- Extraction fœtale : par césarienne en cas de gravité ou après 37 SA, ou par déclenchement en cas d'urgence modérée ou de mort fœtale.
- Prévention des complications de décubitus par HBPM
- Antalgiques

En cas de crise d'éclampsie :
- Prise en charge en réanimation

- Magnésium en IV en urgence : 4g en 20 min puis dose d'entretien
- Extraction fœtale immédiate.

Prévention secondaire pour les prochaines grossesses par aspirine 75 mg entre 20 et 35 SA.

Gynécomastie

1) <u>Interrogatoire</u>

Il faut chercher :
- Antécédents médicaux, chirurgicaux, gynécologiques, familiaux
- Prise de toxiques
- Prise de traitement : spironolactone, antidépresseur tricyclique, neuroleptique
- Mode de vie : sédentarité, obésité, activité physique ?

Il faut caractériser la gynécomastie :
- Depuis quand ?
- Élément déclencheur ?
- Retentissement social ?
- Bilatéral ? symétrique ?

Il faut chercher des signes associés :
- Douleur
- Écoulement (spontané ou provoqué)
- Adénopathies, hépatomégalie, splénomégalie
- Altération de l'état général
- Température, frisson, sueur
- Perte de poids, palpitation, labilité émotionnelle, diarrhées (signe d'hyperthyroïdie)
- Trouble de la libido, trouble érectile, éjaculation

2) <u>Examen clinique :</u>

Il faut palper les seins à la recherche d'un nodule, d'un œdème, d'un écoulement.

Il faut réaliser une mammographie ou une échographie pour confirmer la gynécomastie.

En bilan initial il faut éliminer les causes fréquentes :

- Insuffisance rénale sévère : créatinine, DFG, ionogramme
- Cirrhose : transaminases, gammaGT, phosphatases alcaline, bilirubine totale et libre
- Iatrogénie

En cas de bilan initial normal, il faut explorer une cause endocrinienne :
- TSH, T4L
- hCG
- Testostérone totale
- LH, FSH, œstradiol
- Prolactine
- Échographie testiculaire

Les causes endocriniennes peuvent être :
- Hyperthyroïdie
- Tumeurs sécrétantes
- Hypogonadisme périphérique ou central

Chez les hommes, il faut réaliser une palpation testiculaire

Écoulement mamelonnaire

1) <u>Interrogatoire</u>

Il faut chercher :
- Antécédents médicaux, gynécologiques, familiaux
- Prise de traitements, prise de toxiques
- Allergies

Il faut caractériser l'écoulement :
- Uni ou bilatéral, uni ou multipore
- Couleur
- Permanent ou discontinu
- Odeur
- Spontané ou provoqué
- Depuis quand, épisode similaire antérieur, élément déclencheur

Il faut chercher des signes associés :
- Altération de l'état général
- Trouble de la libido, trouble des règles
- Fièvre, frisson, sueurs
- Douleur, sensation de pesanteur dans un sein
- Adénopathie axillaire, sus-claviculaire, cervicales

2) <u>Examen clinique</u>

Il faut bien penser à demander le consentement avant la palpation mammaire.
Il faut donc réaliser une palpation mammaire et apprécier l'aspect des seins.

3) <u>Étiologies</u>

Cancer du sein :
- Écoulement jaune, rouge ou noir unilatéral
- Altération de l'état général

Hyperprolactinémie :
- Écoulement blanc bilatéral
- Trouble règles et de la libido

Iatrogénie :
- Vérapamil
- Antiémétique
- Neuroleptique
- Antidépresseurs
- Morphine
- Œstrogène
- méthyl DOPA

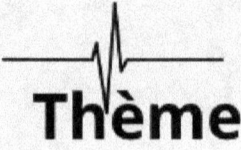
Thème

NEUROLOGIE

Coma et troubles de conscience

1) <u>Interrogatoire</u>

Il faut chercher :
- Antécédents médicaux : épilepsie ? coma ? cardiaque ? dyslipidémie ?
- Prise de traitement, prise de toxiques, allergies
- Mode de vie : activité physique, sommeil, stress ?

Il faut caractériser les troubles de conscience :
- Circonstances : prodromes ? confusion post critique ? traumatisme crânien ? témoins ?
- Mode d'apparition : brutal, progressif ?
- Durée ? calme ou agité ?
- Élément déclencheur, épisode similaire antérieur ?

Il faut chercher des signes associés au trouble de conscience :
- Perte urine, morsure langue (latérale/bout), perte tonus, clonie ?
- Signes fonctionnels associés : douleur abdominale
- Signes généraux associés : choc, fièvre, altération de l'état général ?

2) <u>Examen clinique</u>

Il faut prendre les constantes et s'assurer que le patient est stable hémodynamiquement.
Il faut réaliser un examen neurologique complet :

- Atteinte des paires crâniennes
- Hémiparésie, hémianesthésie ou paresthésies des membres
- Force musculaire : testing musculaire
- Aspect pupillaire : mydriase réactive ou aréactive, myosis
- Vision : conservée, atteinte du champ visuel
- Réflexes ostéotendineux
- Réflexes du tronc cérébral*
- Évaluation de la conscience avec le score de Glasgow

Il faut également réaliser un examen clinique cardiaque, pulmonaire et abdominal de débrouillage :
- Auscultation cardio respiratoire, pouls, ECG
- Inspection, palpation, percussion, auscultation abdominale

3) <u>Étiologies</u>

On s'intéresse aux trois grandes pistes étiologies d'un malaise et d'une perte de connaissance, l'épilepsie, la syncope et les intoxications.

En cas de suspicion de crise d'épilepsie, il faut chercher les signes des phases tonique, clinique et post critique :
- Signes de la phase tonique :
    - Contraction tonique axiale des quatre membres
    - Apnée et cyanose
    - Mydriase
    - Hypersécrétion bronchique/salivaire
    - Morsure latérale langue
- Signes de la phase clonique :
    - Tremblements bilatéraux, synchrones et intenses
    - Après la perte de connaissance

- Signes de la phase post critique :
    - Hypotonie généralisée
    - Respiration stertoreuse (bruyante)
    - Courbatures
    - Énurésie
    - Réveil progressif confus
    - Céphalées
    - Douleurs endobuccales

Il est important de réaliser une imagerie cérébrale injectée et un EEG à distance de la crise.

Concernant les syncopes, il faut éliminer les causes cardiaques par un ECG et une échocardiographie qui pourraient révéler :
- Un rétrécissement aortique, une embolie pulmonaire ou une cardiomyopathie dilatée
- Un trouble du rythme : tachycardie ventriculaire, torsade, bloc atrio-ventriculaire, dysfonction sinusale
- Une hypotension orthostatique
- Une dysautonomie
- Une syncope réflexe : vasovagale, situationnelle, syndrome du sinus carotidien

Concernant les intoxications, il faut chercher :
- Intoxication au gaz carbonique : symptômes chez d'autres habitants, changement de chaudière récent
- Prise de drogue : criblage urinaire
- Prise de médicaments : anti-hypertenseurs, bétabloquants, antipsychotiques

Trouble de mémoire et déclin cognitif

1) <u>Interrogatoire</u>
Il faut chercher :
- Antécédents médicaux et familiaux, prise de traitement et de toxiques
- Mode de vie : contexte socio professionnel, proches présents
- État antérieur

Il faut caractériser la plainte mnésique :
- Oublis au fur et à mesure ? thème des troubles de mémoire ?
- Depuis quand ? mode d'apparition progressif ou brutal ?
- Anosognosie ?

Il faut éliminer un syndrome confusionnel, qui est le principal diagnostic différentiel :
- Rupture nette avec l'état antérieur
- Trouble fluctuant
- Inversion du rythme nycthéméral
- Désorientation temporo spatiale
- Trouble du comportement (agressif ? agité ? humeur labile ?)
- Désorganisation de la pensée (altération du jugement, altération du raisonnement)

Il faut également chercher des complications de ce trouble cognitif :

- Retentissement sur la vie sociale :
  - Diminution de participation aux loisirs
  - Diminution des sorties du domicile
  - Diminution de la réalisation des courses
- Retentissement sur la qualité de vie avec une perte d'autonomie, évaluée par les échelles IADL, GIR (définit un stade de trouble neurocognitif majeur)
- Complications cliniques des troubles mémoires :
  - Dénutrition
  - Amaigrissement
  - Chute
  - Syndrome aphaso-apraxo-agnosique : trouble gestuelle, trouble de reconnaissance des personnes, trouble langage

2) Étiologies

L'étiologie la plus fréquemment responsable de trouble mnésique et de déclin cognitif est la maladie d'Alzheimer. Pour confirmer le diagnostic, il faut réaliser une IRM cérébrale qui met en évidence une atrophie hippocampique. Il est indispensable de réaliser un bilan biologique pour éliminer les diagnostics différentiels :
- Ionogramme, bilan phospho-calcique, bilan hépatique complet, créatinine
- TSH
- Albuminémie
- Vitamine B12, B9
- Glycémie à jeun

Trouble du sommeil et insomnie

1) <u>Interrogatoire</u>

Il faut chercher :
- Antécédents médicaux et familiaux
- Prise de traitements, prise de toxiques, allergies
- Mode de vie : situation socio-professionnelle, activité physique

Il faut caractériser le trouble du sommeil :
- Depuis quand ? élément déclencheur ? fréquence ?
- Type de trouble : difficulté d'endormissement, réveil précoce ?
- Hygiène de sommeil : environnement, horaire de coucher réguliers ?
- Retentissement diurne ?

Il faut éliminer un diagnostic différentiel :
- SAOS : ronflement, somnolence diurne, surpoids ou obésité ?
- Syndrome des jambes sans repos : besoin impérieux de bouger les jambes en position allongée

2) <u>Prise en charge :</u>

Les règles d'hygiène de sommeil sont très importantes à respecter avant l'introduction d'un traitement médicamenteux. Il faut instaurer un calendrier de sommeil sur 2 semaines pour apprécier les heures de coucher de réveils, les siestes, la qualité de sommeil ressenti, l'état de fatigue diurne.

Les règles d'hygiènes sont les suivantes :

- Le jour :
    - Bonne exposition à la lumière du jour
    - Repas à horaire réguliers
    - Éviter les siestes de plus d'une heure après 16h
    - Éviter la caféine après 13h
    - Éviter les activités physiques après 17h
- Le soir :
    - Éviter l'alcool et la nicotine, les repas copieux, les écrans, les températures excessives
    - Favoriser une activité relaxante : lecture, musique, méditation
- La nuit :
    - Dormir selon son besoin, dans une pièce calme et sombre à 18-20°C
    - Utiliser des couvertures lourdes
    - Limiter les écrans la nuit

Trouble de l'équilibre

1) <u>Interrogatoire</u>
Il faut chercher :
- Antécédents médicaux et familiaux
- Prise de traitement, prise de toxique

Caractériser l'épisode du trouble de l'équilibre :
- Depuis quand ?
- Épisode similaire antérieur ?
- Signes associés : digestifs, ORL (acouphènes), céphalées, chute ?

Il faut savoir reconnaitre les 3 types d'ataxies :
- Ataxie proprioceptive
    - Multidirectionnelle avec un signe de Romberg positif
    - Marche tâtonnante avec élargissement du polygone de sustentation
    - Pas d'anomalie des réflexes posturaux
    - Déficit de sensibilité vibratoires : atteinte de la pallesthésie
- Ataxie vestibulaire :
    - Latéralisée avec signe de Romberg négatif
    - Signe des index dévié, marche en étoile
    - Anomalie des réflexes posturaux avec latéropulsion à la marche
    - Vertiges rotatoires avec signes végétatifs et nystagmus
- Ataxie cérébelleuse :
    - Multidirectionnelle avec un signe de Romberg négatif

- Marche funambulesque avec danse des tendons sans décollement des talons en position accroupie et élargissement du polygone de sustentation.
- Pas d'anomalie des réflexes posturaux
- Dysarthrie, hypermétrie, nystagmus multidirectionnel

2) <u>Examen clinique :</u>

Il est important de réaliser un examen clinique neurologique complet et exhaustif :
- Testing moteur et sensitif des membres supérieurs et inférieurs
- Évaluation des réflexes ostéotendineux
- Évaluation des paires crâniennes
- Test oculomoteur et nystagmus
- Évaluations des réflexes du tronc cérébral*
- Évaluation de la marche : initiation, demi-tour, polygone de sustentation, signe de Romberg et du funambule, réflexes posturaux
- Recherche d'un syndrome cérébelleux : dysmétrie, dysarthrie, réflexe ostéotendineux pendulaires

Réflexes du tronc cérébral :
- Fronto-orbiculaire
- Oculo-céphalique vertical
- Photomoteur
- Oculo-céphalique horizontal
- Oculocardiaque

3) <u>Étiologies</u>

Devant une ataxie proprioceptive, il faut évoquer :
- Une neuropathie périphérique, possiblement secondaire à un diabète
- Une myélite transverse
- Une SEP ou un syndrome de Guillain-Barré
- Une carence en B12

Devant une ataxie vestibulaire, il faut évoquer :
- Une névrite vestibulaire
- Une maladie de Ménière
- Une labyrinthite

Devant une ataxie cérébelleuse, il faut évoquer un syndrome cérébelleux causé par :
- Une tumeur
- Un AVC cérébelleux
- Une cérébellite
- Une intoxication alcoolique chronique

Devant une marche non ataxique hyperkinétique, il faut évoquer :
- Dystonie
- Chorée de Huntington
- Tremblement essentiel

Devant une marche non ataxique hypokinétique (marche à petit pas), il faut évoquer :
- Syndrome parkinsonien
- Hydrocéphalie à pression normale
- Syndrome post chute
- État lacunaire par leucopathie vasculaire

Trouble du langage et phonation

1) <u>Interrogatoire</u>
Il faut chercher :
- Antécédents médicaux e familiaux
- Prise de traitements et de toxiques
- Mode de vie

Il faut caractériser le trouble de langage :
- Aphasie ?
- Voix scandée, forcée ?
- Dysathrie ?

Il faut chercher en priorité un syndrome cérébelleux, qui peut être statique ou cinétique.
- Un syndrome cérébelleux statique dénote une atteinte du vermis
    - Marche ébrieuse avec demi-tour décomposé et élargissement du polygone de sustentation
    - Ataxie non latéralisée et non aggravée à la fermeture des yeux (signe de Romberg négatif)
    - Danse des tendons
    - Arrêt brusque
- Un syndrome cérébelleux cinétique dénote une atteinte hémisphérique
    - Hypotonie
    - Dysmétrie aux manœuvre talons-genoux et doigts-nez
    - Nystagmus multidirectionnel vertical
    - Adiadococinésie : difficulté de réalisation des manœuvres de marionnettes

o Dyschronométrie mise en évidence par la manœuvre de Stewart Holmes

Il faut également chercher des signes neurologiques (hémiplégie, hémianopsie latérale homonyme, hémianesthésie, myélite, névrite) et des signes ORL (atteintes des cordes vocales, fausses routes, troubles de la déglutition).

2) <u>Étiologies</u>
Devant un trouble du langage d'apparition brutal, il faut évoquer en priorité un AVC. Si un syndrome cérébelleux est mis en évidence on peut évoquer une SEP, une cérébellite, une tumeur, une intoxication alcoolique, une maladie de parkinson ou une dysthyroïdie.

Tremblements et mouvements anormaux

1) <u>Interrogatoire</u>

Il faut chercher :
- Antécédents médicaux et familiaux
- Prise de traitement et de toxiques
- Mode de vie : activité physique, sédentarité, niveau socio-économique

Il faut caractériser le tremblement :
- Depuis quand, mode d'apparition ?
- Atteint le chef, les membres, la voix, les lèvres ?
- Apparait à l'action ou au repos ?
- Tremblement rapide ou lent ?
- Amélioré avec la prise d'alcool, aggravé par les émotions et le calcul mental

Il faut chercher des signes associés :
- Anosmie
- Trouble du sommeil paradoxal
- Apathie
- Constipation chronique

Il est important de chercher des drapeaux rouges d'un syndrome parkinsonien secondaire :
- Dysarthrie ou dysphagie qui évoque un syndrome pseudo-bulbaire
- Chute précoce
- Troubles cognitifs
- Dysmétrie et ataxie cérébelleuse qui évoque un syndrome cérébelleux
- Apraxie, aphasie, myoclonies, troubles sensitifs qui sont des signes corticaux
- Hypotension orthostatique et incontinence urinaire qui évoque une dysautonomie
- Absence de réponse aux dopaminergiques

- Troubles oculomoteurs
- Syndrome pyramidal

La présence de ces drapeaux rouge justifie la réalisation d'une IRM avec un scanner si association avec un tremblement essentiel.

Avant d'évoquer un syndrome parkinsonien il faut rechercher un traitement qui peut être responsable syndrome parkinsonien :
- Métoclopramide
- Lithium
- Amiodarone
- Valproate de sodium

2) Examens complémentaires

Pas de nécessité de réaliser une IRM si le syndrome parkinsonien est typique et le patient a plus de 40 ans.

3) Prise en charge

Entre 65 et 70 ans, on propose un traitement par agoniste dopaminergique en 1ère intention.

Après 70ans, il faut proposer un traitement par L-DOPA d'emblée

Il faut être vigilant aux effets secondaires des agonistes dopaminergiques qui sont les humeurs fluctuantes, l'hyperactivité sexuelle, l'addiction aux jeux d'argent.

Déficit neurologique et sensitif

1) <u>Interrogatoire</u>

Il faut chercher :
- Antécédents médicaux d'hypertension et de dyslipidémie, familiaux d'AVC et d'IDM
- Prise de traitement, prise de toxiques
- Mode de vie : profession, activité physique, sédentaire ?

Il faut caractériser l'épisode déficitaire :
- Depuis quand ? mode d'apparition ?
- Continu, fluctuant, paroxystique ?
- Hémiplégie ? anesthésie ? paresthésie ?

Il faut chercher des signes associés :
- Convulsions ?
- Céphalées ?
- Troubles visuels, atteinte du champ visuel ?

2) <u>Examen clinique</u>

Il est important de réaliser un examen clinique neurologique complet et exhaustif :
- Testing moteur et sensitif des membres supérieurs et inférieurs
- Évaluation des réflexes ostéotendineux
- Évaluation des paires crâniennes
- Test oculomoteur et nystagmus
- Évaluations des réflexes du tronc cérébral*
- Évaluation de la marche : initiation, demi-tour, polygone de sustentation, signe de Romberg et du funambule, réflexes posturaux

- Recherche d'un syndrome cérébelleux : dysmétrie, dysarthrie, réflexe ostéotendineux pendulaires

Réflexes du tronc cérébral :
- Fronto-orbiculaire
- Oculo-céphalique vertical
- Photomoteur
- Oculo-céphalique horizontal
- Oculocardiaque

Il faut évaluer le patient sur le plan global :
- Prise des constantes pour évaluer la stabilité hémodynamique et prise de la glycémie capillaire
- Stabilité respiratoire ?
- État de conscience : Glasgow ?
- Auscultation cardiaque et respiratoire
- ECG

3) Prise en charge

Une suspicion d'AVC doit faire réaliser une IRM cérébrale en urgence. Une objectivisation d'un AVC doit faire réaliser :
- Une thrombolyse par altéplase avec une anti-agrégation plaquettaire à 24h si la prise en charge se fait précocement (<4h30 du début de l'épisode)
- Thrombectomie si la prise en charge se fait dans les 6h du début de l'épisode et que les lésions sont proximales
- Par anti-agrégation plaquettaire si la prise en charge se fait 6h après le début de l'épisode ou que les lésions sont distales.

Il est important d'introduire une anticoagulation par HBPM précoce pour prévenir les MTEV liée à la remobilisation

Un patient post AVC doit être surveillé régulièrement en unité de neuro-vasculaire
- Cliniquement : évaluation du score de Glasgow, NIHSS, motilité pupillaire
- Scope
- Chercher précocement des troubles de la déglutition qui peuvent entraîner des pneumopathies d'inhalation
- Surveillance des ACSOS :
    - Tension artérielle : respect des poussées tensionnelles, introduction d'un traitement anti-hypertension artérielle si >185/110
    - Température : paracétamol si poussée de fièvre
    - Saturation : O2 si < 95% avec aspiration bronchique si besoin
    - Glycémie : insuline si glycémie >1,8 g/L ou glucose si <0,5 g/L
    - Hyponatrémie : NaCl isotonique si besoin

La prise en charge non médicamenteuse est tout aussi importante et consiste en :
- Séances de kinésithérapies avec une mobilisation précoce pour lutter contre les positions vicieuses, limitation des articulations et favoriser la récupération motrice.
- Nursing : matelas anti-escarre, soins de bouche
- Alitement avec tête relevée à 30°

Douleur du rachis

1) <u>Interrogatoire</u>

Il faut chercher :
- Antécédents médicaux et chirurgicaux
- Prise de traitement, prise de toxiques
- Allergies
- Mode de vie : profession, milieu socio-économique, activité sportive ?

Il faut caractériser la douleur : LITHIASE
- Localisation : unilatérale, bilatérale, lombaire...
- Intensité évaluée par EVA ou EN
- Type de douleur : crampes, brulures
- Horaire : diurne, nocturne
- Irradiation
- Amélioré ou aggravé par position ? antalgiques ?
- Signes associés : paresthésies, anesthésie, diminution de la force musculaire
- Évolution : depuis quand, mode d'installation

La douleur est-elle inflammatoire ou mécanique ?
- S'améliore au repos ou apparait à l'effort ?
- Augmente en fin de journée ?
- Dérouillage matinal qui dure plus de 30 minutes ?
- Réveils nocturnes ?

Il faut chercher des drapeaux rouges de cette douleur rachidienne :
- Fièvre, douleur inflammatoire
- Paresthésie périnéale avec trouble vésico-sphinctériens
- Contexte de traumatisme

- Altération de l'état général, antécédents de cancer
- Moins de 20 ans ou plus de 55 ans
- Usage de drogues IV
- Corticothérapie prolongée

Y'a-t-il un syndrome rachidien ?
- Raideur et réduction de la mobilité passive et active
- Douleur à la palpation des épines rachidienne
- Signe de la sonnette : douleur sur le trajet du nerf par pression paravertébrale

2) <u>Examen clinique</u>
Il faut en priorité réaliser un examen neurologique ciblé :
- Réflexes ostéotendineux
- Testing moteur et sensitif
- Recherche d'amyotrophie
- Névralgie cervico-brachiale ?

Concernant les examens complémentaires, il n'est pas nécessaire d'explorer une rachialgie commune sans drapeaux rouges. En cas de drapeau rouge ou de dorsalgie d'emblée, il est important de réaliser une IRM pour chercher une discopathie, une souffre médullaire, un canal rachidien rétréci.

Troubles de la marche

1) <u>Interrogatoire</u>

Il faut chercher :
- Antécédents médicaux et familiaux
- Prise de traitement, prise de toxiques, allergies
- Mode de vie : profession, milieu socio-économique, niveau socio culturel, activité physique

Il faut caractériser le trouble de la marche :
- Depuis quand ?
- Mode d'apparition ?

Il faut également chercher des signes associés :
- Troubles cognitifs, démence, syndrome confusionnel
- Tremblements, mouvements anormaux, troubles de l'équilibres
- Signes neurologiques : céphalées, déficit focal, syndrome cérébelleux, hémiplégie, abolition des réflexes ostéotendineux, anesthésie en selle
- Signes vésico-sphinctériens

2) <u>Examen clinique</u>

Premièrement il est important d'évaluer la marche et ses trois composantes : l'équilibre, l'orientation, et la marche en elle-même.

Composante équilibre :
- Polygone de sustentation élargi ?
- Épreuve de Romberg avec latéralisation ?
- Réflexes posturaux ?

Composante orientation :
- Trouble de position du tronc
- Trouble de l'axe cervico-céphalique

Marche :
- Initiation de la marche
- Marche stabilisée ? marche à petit pas ? perte du ballant du bras ?
- Demi-tour : décomposé ?

L'examen neurologique est indispensable avec une évaluation des réflexes ostéotendineux, des paires crâniennes, un testing moteur et sensitif des quatre membres, la recherche d'une rigidité plastique.

3) <u>Étiologies</u>

Devant des troubles de la marche d'installation progressive, il faut évoquer quatre étiologies principales :
- Syndrome parkinsonien avec la triade comportant une akinésie, rigidité plastique et tremblement de repos
- Un AVC : déficit focal pouvant entrainer une paralysie faciale, une atteinte des paires crâniennes, une hémiplégie qui justifie une IRM
- Syndrome de compression médullaire : un syndrome pyramidal associé à une anesthésie en selle et un niveau sensitif, qui justifie une IRM
- Hydrocéphalie à pression normal avec la triade de Hakim qui associé un trouble de la marche, des troubles vésico-sphinctériens et une démence, qui justifie une IRM.

Céphalées

1) Interrogatoire

Il faut chercher :
- Antécédents médicaux et familiaux
- Prise de traitement et de toxiques, allergies

Il faut caractériser la céphalée :
- Mode d'installation : depuis quand, apparition brutale
- Épisode similaire antérieur
- Chronicité ?
- Facteurs améliorants ? aggravants ?
- Type ? localisation ?

Signes associés :
- Fièvre ?
- Raideur de la nuque
- Éruption cutanée
- Nausées, vomissements

2) Examen clinique

Il faut évaluer l'état de conscience et la stabilité hémodynamique en prenant les constantes et en cherchant le score de Glasgow.

Selon la suspicion diagnostique, l'examen clinique est orienté.

Méningite :
- Il faut chercher un sepsis : confusion, FR >22, PAS <100

- Syndrome méningé : raideur méningé, signe Kernig et Brudzinski, photophobie
- Purpura ?
  → Il faut réaliser une ponction lombaire précédé d'un scanner cérébral en cas de Glasgow <11, ainsi que deux paires d'hémoculture

Hémorragie sous arachnoïdienne
- Douleur brutale, avec possible crise épileptique généralisée
- Raideur méningée sans fièvre
- Atteinte des paires crâniennes : paralysie du IV, paralysie du III complète
- Syndrome frontal, mutisme
- Bradycardie ou tachycardie, instabilité tensionnelle
- Signes d'engagement : mydriase aréactive
  → Il faut réaliser un scanner cérébral non injecté qui peut montrer une hyperdensité spontanée dans les zones sous arachnoïdiennes (citernes des bases, vallées sylviennes, scissure inter hémisphérique), ainsi qu'une ponction lombaire à 6h d'un scanner normal

Migraine
- Épisode similaire antérieur
- Paresthésie, aura migraineuse, phonophotophobie
- Céphalée pulsatile, aggravée à l'activité physique
- Nausées et vomissements
  → Scanner cérébral non pertinent si les céphalées sont habituelles

Algie vasculaire
- Signes congestifs : sueurs, congestion nasale, rhinorrhée, injection conjonctivale, myosis/ptosis
- Agitation, douleur périorbitaire par crise durant <3h

→ Les examens complémentaires sont inutiles si la douleur est typique

Névralgie
- Du V : zone gâchette (V2 >>> V3 > V1), douleur fulgurante en salve avec période réfractaire sans douleur de fond
- Du IX : déclenchée par parole, déglutition sans douleur de fond
- Arnold : déclenchée par mouvement du cou et appui sur naissance du nerf (zone base du cou), avec douleur de fond permanente.

Confusion et désorientation temporo-spatiale

1) <u>Interrogatoire</u>

Il faut chercher :
- Antécédents médicaux et familiaux
- Prise de traitements, prise de toxiques
- Allergies

Il faut caractériser l'épisode confusionnel :
- Mode d'apparition
- Chronicité
- Fréquence
- Épisode similaire antérieur
- Facteurs aggravants ou améliorants

2) <u>Examen clinique</u>

Il faut traquer les signes physiques orientant vers des causes réversibles de confusion :
- Fièvre, frisson, sueurs indiquant une infection
- Matité sus pubienne et anurie indiquant un globe vésical
- Constipation indiquant un fécalome

Les autres signes physiques à rechercher sont :
- Un myosis, un coma calme qui orientent vers une intoxication aux opiacés
- Une agitation, une incohérence et une hétéro agressivité qui orientent vers une pathologie psychiatrique ou une intoxication éthylique
- Une soif, des signes de déshydratation (pli cutané, xérodermie, muqueuse sèches)
- Céphalées, altération de l'état général, crise épileptique qui orientent vers un processus expansif

- Un syndrome frontal, une aphasie, une hémiplégie qui orientent vers un AVC

Il est important de bien distinguer la confusion et la démence :
→ Confusion : aigue, d'installation rapide, fluctuante et réversible
→ Démence : chronique d'installation progressive, stable et constante dans le temps

3) <u>Explorations complémentaires</u>

Les examens complémentaires sont orientés selon les suspicions diagnostiques :
- Une infection justifie un bilan infectieux exhaustif pour chercher un point d'appel : BU, radiographie thoracique, NFS, CRP, hémocultures
- Un trouble électro-hydrolytique doit faire réaliser un ionogramme complet, une NFS, CRP et un bilan phospho-calcique
- Un fécalome doit être confirmé par un toucher rectal
- Un processus expansif doit faire réaliser un scanner cérébral
- Une méningite doit être complétée par une ponction lombaire et des hémocultures
- Un AVC doit être confirmé par une IRM

4) <u>Prise en charge</u>

Un syndrome confusionnel aigu est pris en charge symptomatiquement par une réhydratation et un antidouleur si besoin, complété par le traitement de la cause. La prise en charge doit se faire dans un endroit calme et éclairer, avec un patient accessible. Il est recommandé d'impliquer la famille dans la prise en charge.

En cas d'agitation importante, il faut proposer un traitement par benzodiazépine par voie orale. En cas de refus et d'agressivité importante, le dernier recours est la contention de force.

Myalgies

1) <u>Interrogatoire</u>

Il faut chercher :
- Antécédents médicaux de diabète et de dyslipidémies
- Prise de traitements (surtout les statines), prise de toxiques
- Vaccinations à jour (covid et grippe)
- Contage infectieux récent, voyage récent
- Chute récente avec stase au sol

Il faut caractériser les myalgies :
- Mode d'installation, déclenché par
- Chronicité, fréquence
- Facteur déclenchants et améliorants
- Localisation
- Intensité
- Impact suur la qualité de vie

Il faut chercher des signes généraux et physiques associés :
- Fièvre, frisson, sueurs
- Altération de l'état général
- Sensation de brulure
- Crampes
- Toux, syndrome rhinopharyngé, arthralgies
- Signes cutanés
- Claudication intermittente

2) <u>Examen clinique :</u>

Examen neurologique complet

Examen tégumentaire : troubles tropiques, varices, œdèmes

3) Pistes diagnostiques

Suspicion	Examen complémentaire
Grippe	PCR covid, PCR grippe
Syndrome de lyse musculaire	CPK, myoglobinurie, calcémie, phosphorémie, kaliémie, ECG, ionogramme, créatinine, bilan phosphocalcique
Lupus et polyarthrite	Anticorps anti FR, anticorps anti ADN
Hypothyroïdie	TSH, T4L
EI médicamenteuse	Changer de classe

Douleur, brulure, crampe, paresthésies

1) Interrogatoires

Il faut chercher:
- Antécédents médicaux et familiaux
- Prise de traitements, prise de toxiques
- Allergies

Il faut caractériser l'épisode neurologique :
- Mode d'installation ?
- Chronicité ?
- Épisode similaire antérieur
- Facteurs aggravants ou améliorants
- Localisation, irradiation
- Continue ou paroxystique

Il faut chercher des signes généraux et physiques associés :
- Fièvre
- Altération de l'état général
- Parésie
- Hémiplégie
- Perte de force musculaire
- Troubles vésico-sphinctériens
- État cutané

2) <u>Examen clinique</u>

L'examen clinique est orienté selon la plainte neurologique.

Paresthésie :
- Chercher un syndrome pyramidal : reflexes ostéotendineux vifs, spasticité, signe de Babinski

115

- Chercher un syndrome de la queue de cheval : trouble vésico-sphinctériens, anesthésie en selle

Brulure :
- Œdème rouge et chaud
- Hypoesthésie au tact ?
- Sensation de froid, de décharge, engourdissement

Crampe :
- Signes de déshydratations : pli cutané, xérodermie, muqueuse sèche
- Signes d'insuffisance veineuse : troubles trophiques, œdèmes des membres inférieurs, surtout en fin de journée

3) <u>Hypothèses diagnostiques</u>

Paresthésies :
- Syndrome lésionnel médullaire
- Sclérose en plaque
- Migraines

Brulures :
- Douleur neuropathique

Crampes :
- Dysthyroïdie
- Effets indésirables médicamenteux
- Sclérose latérale en plaque
- Déshydratation, trouble hydroélectrolytique
- Insuffisance veineuse

Troubles de la déglutition

1) <u>Interrogatoire</u>
Il faut chercher :
- Antécédents médicaux, chirurgicaux et familiaux
- Prise de traitements, prise de toxiques, allergies

Il faut caractériser le trouble :
- Depuis quand ?
- Mode d'apparition
- Épisode similaire antérieur ?

Il faut chercher des signes généraux et physiques associés
- Fièvre
- Douleur
- Adénopathies
- Altération de l'état général
- Dyspnée : signe de lutte, signe de faillite, signe d'hypercapnie ?
- Signes neurologiques : paresthésies, paralysie faciale ?

2) <u>Examen clinique</u>
Il faut prendre les constantes et réaliser une auscultation pulmonaire avec un examen neurologique complet.
  Auscultation pulmonaire :
- Chercher une abolition du murmure vésiculaire ?

- Chercher un foyer de crépitant, un souffle tubaire, une augmentation des vibrations vocales qui évoquent un foyer systématisé de condensation alvéolaire

Examen neurologique :
- Évaluation des réflexes ostéotendineux
- Testing moteur et testing de la sensibilité
- Évaluation de la vision
- Évaluation des paires crâniennes

3) Étiologies principales

Sclérose latérale amyotrophique :
La SLA est une maladie neurodégénérative des motoneurones qui entraîne une atteinte musculaire pure. L'étiologie est multifactorielle, non déterminée précisément. Elle peut être responsable de fausse route par faiblesse de muscles de la déglutition, et entraîner des pneumopathies d'inhalation révélées par une toux, des expectorations, une dyspnée, une fièvre.
Elle peut également être responsable de troubles moteurs centraux et d'un syndrome neurogène périphérique.

Myasthénie :
Maladie des synapses avec déficit de transmission de l'information neuronale aux muscles. Elle est révélée par une diplopie, un ptosis à bascule en fin de journée qui cède au test du glaçon.
Pour confirmer la myasthénie : électroneuromyogramme (ENMG) dosage sang d'anticorps anti récepteurs de l'acétylcholine.

Réalisation d'un ENMG :

➔ Étude neurologique : en position allongé ou assis. On nettoie les zones où on pose les électrodes pour une meilleure conductivité. Envoi de stimuli électrique sur les nerfs que l'on teste, indolore (léger picotement), et on analyse comment l'information nerveuse voyage dans le nerf.
➔ Étude électromyographique : insertion d'une aiguille fine dans le muscle (peut être désagréable). On demande au patient de se détendre puis de contracter son muscle. On analyse l'activité électrique du muscle au repos puis à la contraction.
➔ Pour la myasthénie : Stimulation de plusieurs tronc nerveux à 3hz, recherche de décrément de 10%, bloc neuro-musculaire.

Paralysie faciale

1) <u>Interrogatoire</u>

Il faut chercher :
- Antécédents médicaux, facteurs de risques cardio-vasculaire
- Prise de traitements, prise de toxiques
- Mode de vie : profession, activité physique, sédentaire, conduite sexuelle à risque

Cliniquement, il faut différencier l'origine centrale ou périphérique de la paralysie faciale :
- Atteinte de la partie supérieure et inférieure (PF périphérique) ou seulement inférieure du visage (PF centrale)
- Dissociation automatico-volontaire dans la PF centrale

Signes neurosensoriels associés :
- Agueusie des 2/3 antérieurs de la langue : PF centrale et périphérique
- Hypoesthésie de la zone de Ramsay-Hunt (conque de l'oreille) : PF centrale et périphérique
- Hyperacousie douloureuse par perte du reflexe stapédien : PF centrale et périphérique
- Reflexe cornéen aboli : PF périphérique seulement
- Xérophtalmie et hyposialie : PF périphérique seulement

Il y a d'autres signes cliniques à rechercher :
- Signe de Charles Bell
- Signe des cils de Souque

- Effacement des plis naso-géniens et des rides du front du côté paralysé
- Chute de la commissure de la lèvre du côté paralysé et bouche attirée du côté sain
- Chute du sourcil du côté paralysé
- Fente palpébrale agrandie du côté paralysé

2) <u>Étiologies</u>

En premier lieu, la paralysie faciale doit faire rechercher un AVC, surtout si la PF est centrale d'apparition brutale, accompagnée d'une hémiplégie, d'une hémianopsies latérale homonyme, d'une hémianesthésie.

Chez les patients jeunes (surtout les femmes), sans arguments pour un AVC, il faut suspecter une sclérose en plaque, surtout si la PF est centrale, avec des antécédents d'autre épisodes neurologiques névrite, myélite).

En l'absence d'étiologie évidente, il faut évoquer une PF dite a frigore, d'étiologie idiopathique. Elles se traitent par une corticothérapie orale 1mg/kg/j pendant 7-10 jour, des larmes artificielles avec une occlusion palpébrale. Il est important de prescrire une IRM à faire dans le mois, sans urgence.

Anomalie de la marche

1) <u>Interrogatoire</u>

Il faut chercher :
- Antécédents médicaux
- Prise de traitement, prie de toxiques

Il faut caractériser le trouble de la marche :
- Depuis quand ?
- Mode d'apparition ?
- Éléments améliorants ou aggravants ?
- Type de trouble de la marche ?

Il faut chercher des signes associés :
- Douleur ?
- Fièvre ?
- Altération de l'état général ?
- Chutes récentes ?
- Troubles vésico-sphinctériens ?
- Troubles cognitifs ?

2) <u>Examen clinique</u>

Examen neurologique complet :
- Syndrome cérébelleux : dysmétrie, marche ébrieuse ?
- Syndrome pyramidal : marche faucheuse ? reflexe ostéotendineux, hypertonie spastique ?
- Syndrome parkinsonien : triade parkinsonienne comportant une hypertonie plastique, un tremblement de repos, une akinésie ?
- Analyse de la marche

Examen cardiologique :
- Chercher une AOMI : pouls périphériques, membre froid, claudication, périmètre ?
- Chercher une hypotension orthostatique

Vertiges

1) <u>Interrogatoire</u>

Il faut chercher :
- Antécédents personnels et familiaux
- Prise de traitement, prise de toxique, allergies
- Mode de vie

Il faut caractériser le vertige :
- Depuis quand ? mode d'apparition ?
- Élément déclencheur ?
- Épisode similaire antérieur ?
- Évolution ?
- Intensité ?

Il faut chercher des signes associés :
- Neurovégétatifs : nausées, végétatifs, pâleur, diarrhée
- Signes ORL : acouphènes, hypoacousie, otorrhée
- Signes neurologiques : paresthésies, hémiplégie, paralysie faciale, trouble de l'élocution, confusion ?
- Syndrome cérébelleux : ataxie, dysmétrie, marche ébrieuse
- Photophobie, phonophobie, diplopie, baisse de l'acuité visuelle

2) <u>Examen clinique</u>

L'examen clinique doit être orienté pour différencier un vertige d'origine central et d'origine périphérique.

	Central	Périphérique
HINTS : - Head impulse	Anormal	Normal

test - Nystagmus - Skew deviation		
Nystagmus	Non épuisable Multidirectionnel Pas inhibé par la fixation Composante verticale	Épuisable Unidirectionnel Inhibé par la fixation Composante horizontale
Signes neurovégétatifs	Modérés	Intenses
Signes ORL	Absents	Présents
Signes neurologiques	Présents	Absents
Déviations des segments	Non latéralisés	Latéralisés du côté atteint

L'examen complémentaire initial est complété par un examen otoscopique.

3) Étiologies

En l'absence de contexte d'atteinte otologique il faut évoquer :
- AVC vertébro-basilaire (origine centrale)
- Sclérose en plaque (origine centrale)
- Tumeur de la fosse postérieure (origine centrale)
- Migraine vestibulaire (origine centrale)
- Vertige paroxystique positionnel bénin (origine périphérique)
- Névrite vestibulaire (origine périphérique)

En présence d'un contexte d'atteinte otologique :
- Examen otoscopique normal :
    - Maladie de Ménière
    - Schwanomme vestibulaire
- Examen otoscopie anormal :
    - Fracture du rocher : hémotympan

- Labyrinthite
- Cholestéatome
- Barotraumatisme

Syndrome confusionnel

1) <u>Interrogatoire</u>
Il faut chercher :
- Antécédents médicaux, psychiatrique
- Prise de traitements, prise de toxique
- Signes associés : constipation, anurie
- Contage récent, entourage présentant les mêmes symptômes

Il faut caractériser l'épisode confusionnel :
- Mode d'apparition
- Chronicité
- Évolution
- Épisode similaire antérieur

Il faut chercher des facteurs de risque de confusion :
- Polymédication
- Sexe féminin
- Trouble du sommeil
- Déficit sensoriel
- Dénutrition
- Antécédent de confusion
- Trouble psychiatrique

Il faut chercher des facteurs réversibles de confusion :
- Déshydratation
- Fécalome
- Globe vésical

2) <u>Examen complémentaire</u>
Devant tout syndrome confusionnel aigu, il faut réaliser un bilan systématique :
- Prise des constantes, glycémie capillaire

- NFS, plaquette
- Ionogramme, calcémie, CRP, créatinine et urée
- TSH
- Bilan hépatique complet
- BU
- ECG
- Radiographie thoracique

3) <u>Étiologies</u>

Les syndromes confusionnels aigus se divisent en deux types d'étiologies :

Étiologies non neurologiques :
- Toxiques :
    - Alcool, drogue
    - Médicaments
    - Pesticides, solvants
    - Intoxication CO : chercher des symptômes dans l'entourage
    - Sevrage brutal en psychotrope
- Métabolique :
    - Trouble hydroélectrolytique : hyponatrémie, hypernatrémie, hypokaliémie, hypercalcémie
    - Hypoglycémie
    - Hypothyroïdie
    - Insuffisance surrénale aigue
    - Carence vitaminique : B1, B9, B12
- Infectieuse :
    - Infection urinaire
    - Infection pulmonaire

Étiologies neurologiques :
- Méningites
- Hémorragie sous arachnoïdienne
- Processus expansif

- Traumatisme crânien
- AVC
- Épilepsie généralisée

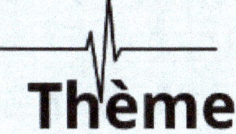

Thème

HÉMATOLOGIE

Tendance au saignement : purpura

1) <u>Interrogatoire</u>

Il faut chercher :
- Antécédents personnels et familiaux
- Prise de traitement, prise de toxiques, allergies

Il faut caractériser l'épisode :
- Chronologie ?
- Mode d'apparition ?
- Épisode similaire antérieur ?
- Localisation du saignement : muqueuse ?
- Quantité du saignement
- Disparition à la vitropression ?
- Signes généraux et physique associés : fièvres, adénopathies, altération de l'état général, douleur, pâleur ?

Il faut caractériser le purpura pour différencier un purpura thrombopénique ou vasculaire :
- Uniforme (T) ou polymorphe (V)

- Pétéchies (T), livedos (V)
- Infiltré (V) ou non (T)
- Déclive (V) ou non (T)
- Atteinte muqueuse (T) ou cutanée (V)
- Nécrotique (V) ou non (T)

Devant tout purpura, il y a deux étiologies à rechercher immédiatement :
→ Purpura fulminans : fièvre, purpura extensif et nécrotique
→ Purpura thrombopénique grave : bulles hémorragiques intrabuccales, hémorragies méningées, hémorragies viscérales, épistaxis, hématurie macroscopique

2) Examen complémentaire orienté

En cas de suspicion de purpura fulminans : il n'y a aucun examen complémentaire à réaliser pour ne pas retarder la prise en charge. L'antibiothérapie par C3G (ceftriaxone IV) doit être instaurer immédiatement, puis réalisation d'une NFS, d'un bilan de coagulation, d'hémocultures et d'une PL.
En cas de suspicion d'un purpura thrombopénique : il faut réaliser une NFS complétée d'un frottis, un examen du fond d'œil, une analyse d'urine et plus échographie abdominale en cas de doute sur un saignement viscéral.
En cas de suspicion d'un purpura vasculaire : il faut réaliser une NFS, doser un facteur rhumatoïde et réaliser une biopsie pour rechercher une vascularite.
Autres étiologies :
→ PTI : thrombopénie isolée sans autre anomalie, qui évoque une maladie auto-immune ou le système immunitaire attaque les plaquettes
→ MAT : révélée par des schizocytes au frottis, une anémie macrocytaire et une thrombopénie

accompagnée d'un syndrome de lyse haptoglobine effondrée et LDH augmentés), et un test de Combs négatif.
- Syndrome hémolytique urémique de l'enfant post gastro-entérite à Shigella ou E coli ayant relâché des toxines détruisant les plaquettes
- PTT : par déficit congénital en ADAMTS13

Anomalie sur la NFS

Pour tous les patients, il faut chercher des antécédents médicaux et familiaux, et des antériorités d'anomalie sur la NFS.

1) <u>Anomalie des indices érythrocytaires</u>
    a) Anémie :

Microcytaire si VGM <80 : il faut doser une ferritine, un CST, le fer sérique et une CRP. Les causes peuvent être :
- → Anémie ferriprive : ferritine et fer sérique diminué. On retrouve des symptômes classiques de la carence martiale asthénie, pâleur cutanée, atteinte des phanères
- → Inflammation : CRP augmentée. Il faut chercher une fièvre, une altération de l'état général.
- → Thalassémie

Macrocytaire si VGM >100 : il faut doser les réticulocytes. Les causes peuvent être :
- → Arégénératives si réticulocytes <150 : maladies du sang (leucémie, SMD), erythroblastopénie à parvovirus B19, dysthyroïdie
- → Régénérative si réticulocytes >150 : hémolytique (MAT, SHU) ou non hémolytique saignement occulte, HPN)

Il faut être vigilant aux fausses anémies du fait de grossesse ou anémie de dilution.

b) Polyglobulie :

La polyglobulie vraie est généralement causée par une maladie de Vaquez, qui peut s'exprimer par des signes cliniques d'hyperviscosité comme l'érythrose palmaire, un prurit aquagénique, des maux de tête, des vertiges, des nausées, une hypertension artérielle, saignement des muqueuses, troubles visuels. Il fau chercher des antécédents familiaux de maladie de Vaquez, et des facteurs de risques tels que le tabac, l'exposition à des altitudes élevées, une déshydratation, une prise médicamenteuse.

L'examen clinique comporte :
- Une recherche de splénomégalie et de thrombose (dyspnée et douleur thoracique pour embolie pulmonaire, douleur des mollets pour thrombose veineuse profonde).

L'examen complémentaire comporte :
- Un gaz du sang pour éliminer une fausse polyglobulie par hypoxémie
- Un bilan hépatique
- Un bilan rénal
- Une électrophorèse des protéines
- Une recherche de mutation JAK2

2) <u>Anomalie des plaquettes :</u>
a) Thrombopénie :

Par diminution de production causée par :
- Leucémie, aplasie médullaire, syndrome myélodysplasique
- Infections

- Expositions toxiques (chimiothérapie, radiothérapie, alcool)
- Déficit en B12
→ Il faut donc réaliser un myélogramme, une biopsie ostéo-médullaire, des sérologies VIH et VHC, un dosage de vitamine B12.

Par destruction de plaquettes causée par :
- PTI, SAPL, LES
- Médicaments : héparine
- CIVD
→ Il faut donc réaliser un frottis, un test de Combs, une recherche d'anticorps antinucléaire, un bilan de coagulation, des D-Dimères.

Par séquestration causée par :
- Hypersplénisme

b) Thrombocytose :

Il faut distinguer la thrombocytose relative causée par :
- Inflammation chronique : CRP, VS
- Post chirurgicale
- Anémie ferriprive
- Hémorragie
- Cancer
- Splénectomie : corps de Jolly sur le frottis

Et la thrombocytose essentielle causée par :
- Myélofibrose
- Leucémie myéloïde chronique
- Mutation JAK2, MPL, CALR

Comment réaliser un myélogramme :
Le patient doit signer un consentement écrit.

L'acte se réalise en décubitus latéral. Il faut nettoyer la zone de ponction avec une solution antiseptique et poser un champ stérile. L'acte se fait sous anesthésie locale. On introduit l'aiguille et on réalise une aspiration de la moelle osseuse. Le patient est observé après le geste et peut rentrer à domicile sans nécessité d'hospitalisation.

c) <u>Anomalie des leucocytes :</u>

Il faut savoir identifier une leuco stase :
- Céphalées, troubles visuels
- Symptômes neurologiques focaux
- Dyspnée, hypoxie
- Fièvre
- Gonflement des gencives et de la muqueuse buccale

Une hyperleucocytose >50G doit faire réaliser un myélogramme avec un caryotype pour rechercher une leucémie myéloïde chronique.

Allongement du TCA

Le temps de céphaline activée évalue la voie intrinsèque de la coagulation.

1) <u>Interrogatoire</u>

Il faut chercher :
- Antécédents personnels médicaux, gynécologiques (fausses couches ?)
- Prise de traitements et de toxiques
- Allergies

Premièrement, il faut évaluer le degré d'urgence de la prise en charge :
- Symptômes : saignements spontanés, ecchymoses, épistaxis, hémorragie du psoas
- Risque thrombotique : symptômes de thrombose veineuse profonde (douleur au mollet), symptômes d'embolie pulmonaire (dyspnée, douleur thoracique).

2) <u>Examens complémentaires :</u>

Devant toute anomalie du TCA il faut demander un second dosage avec un plasma témoin. La correction avec un plasma témoin indique la présence d'anticorps anti-facteur de coagulation. Il faut également éliminer les causes iatrogènes qui augmentent le TCA comme l'héparine ou les AOD.
Il faut également doser :
- INR pour chercher le taux de prothrombine et évaluer la voie extrinsèque

- Fibrinogénémie
- NFS
- Bilan hépatique
- Recherche d'anticorps lupique.

3) Étiologies

En cas de TCA allongé et de TP normal :
- Déficit en facteur de la voie intrinsèque : VII (hémophilie A), IX (hémophilie B), XII
- Anticorps anti-phospholipides : SAPL, LES

En cas de TCA allongé et TP allongé :
  o Coagulation intravasculaire disséminée : augmentation des D-Dimères fibrinogènes diminué, thrombopénie
  o Carence en vitamine K qui permet normalement la synthèse des facteurs II, VII, IX, X

4) Focus sur le SAPL

Signes cliniques évoquant un SAPL :
- Thromboses inexpliquées chez des patients jeunes
- Complications obstétricales de type MAP, FCS précoce
- Signes cutanés : livedo réticularis, ulcères cutanés
- Thrombopénie inexpliquée, allongement isolé du TCA

Examens complémentaires :

- Recherche d'anticorps anti-phospholipides : anti-cardiolipides, anti B2 glycoprotéine, anticoagulant lupique

Prise en charge :
- Anticoagulation par AVK ou HBPM pour le relai AVK
- Prévention des thromboses par aspirine à dose préventive
- Recherche de LES
- Contrôler les facteurs de risques cardiovasculaires.

Adénopathies multiples ou unique

1) <u>Interrogatoire</u>

Il faut chercher :
- Antécédents personnels médicaux, de cancer, antécédents familiaux
- Prise de traitements, prise de toxiques, allergies
- Exposition récente à des chats
- Mode de vie : conduite sexuelle à risque ?
- Exposition professionnelle à des produits chimiques, radiations

Il faut caractériser les adénopathies :
- Mode d'apparition
- Chronicité
- Durs, mobiles ?
- Sensibles, douloureux ?
- Unique ou multiples
- Localisation

Il faut chercher des signes associés :
- Fièvre
- Perte de poids inexpliquée, fatigue
- Sueurs nocturnes
- Toux persistante
- Arthralgie
- Éruption cutanée
- Splénomégalie, hépatomégalie

2) Étiologies

- Infection : bactérienne (streptocoque, staphylocoque), viral (VIH, mononucléose infectieuse), fongique, parasitose
- Maladie auto-immune : LES, polyarthrite rhumatoïde, sarcoïdose
- Cancers
- Réactions médicamenteuses
- Amylose

3) Explorations

Il faut réaliser un examen clinique orienté et palper toutes les zones ganglionnaires, pour évaluer la taille, la consistance et la mobilité des ganglions. Rappel des zones de drainages selon les aires ganglionnaires :
- Cervicaux pour tête et cou
- Axillaire : paroi thoracique, sein, membre supérieur
- Inguinaux : organe génitaux externes, anus, membre inférieur, parie inférieure de l'abdomen
- Iliaque : organes pelviens (rectum, vessie, utérus)
- Ganglion de Troisier : estomac

Il faut réaliser un bilan sanguin comportant NFS, bilan hépatique, fonction rénale, VS, CRP e des sérologies VIH, VHC et VHB.

Il faut également prescrire une radiographie des articulations douloureuses en cas de symptôme et une radiographie thoracique à la recherche de sarcoïdose.

L'imagerie permet d'orienter vers une cause maligne si : taille >1 cm, forme ronde, bords flous ou irréguliers, structure hétérogène, nécrose, calcification, vascularisation centrale, prise de contraste inhomogène. Devant une suspicion de malignité, il faut demander une cytoponction ou une biopsie si l'on suspecte un lymphome ou une tuberculose.

Thème

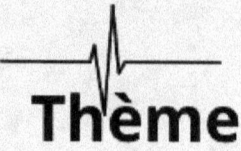

PNEUMOLOGIE

Contrôle et suivi de l'asthme

1) <u>Contrôle de l'asthme</u>
L'évaluation du bon contrôle de l'asthme se fait lors d'un suivi annuel régulier ou mensuel en cas de grossesse. La consultation doit évaluer l'observance du traitement, et l'utilisation des dispositifs, rechercher des effets indésirables et évaluer le contrôle par le questionnaire ACT qui cherche les symptômes suivants durant les 4 dernières semaines :
- Gène pour réaliser des activités comme le travail, les loisirs
- Essoufflements
- Sifflements qui réveillent la nuit
- Utilisation de l'inhalateur de secours

L'attribution des points se fait selon la récurrence des symptômes :
- Jamais : 5 points
- Rarement : 4 points
- Quelques fois : 3 points
- La plupart du temps : 2 points
- Tout le temps : 1 point

On parle d'asthme bien contrôlé si le score du questionnaire ACT >20/25

2) <u>Éducation thérapeutique</u>

Il est important d'expliquer l'utilisation du dispositif :
- Agitation de l'inhalateur
- Expiration profonde suivi d'une inspiration profonde de l'inhalateur
- Blocage de la respiration pendant 10 secondes
- Expiration douce par le nez
- Rinçage de la bouche pour éviter les candidoses buccales

De plus, il faut rappeler au patient l'importance de la prise en charge des facteurs favorisant l'asthme :
- Traitement des rhinites et des allergies saisonnières
- Sevrage tabagique
- Éviction des irritants respiratoires
- Éviction des traitements comme les bétabloquants
- Vaccinations à jour

Suivi et contrôle d'une BPCO

1) <u>Interrogatoire</u>

il faut chercher :
- Antécédents médicaux
- Prise de traitement, prise de toxique
- Mode de vie : activité physique ?
- Vaccination à jour ?

Cliniquement, il faut chercher des signes physiques indiquant un mauvais contrôle :
- Exacerbations
- Dyspnée
- Toux productive
- Diminution de l'endurance

2) <u>Éducation thérapeutique</u>

Il faut encourager le patient à sevrer sa consommation de tabac, à reprendre une activité physique et mettre à jour ses vaccins.

Pour le sevrage tabagique :
Il faut expliquer les bénéfices d'un sevrage qui sont l'interruption de la progression de la maladie, un retard d'évolution vers l'insuffisance respiratoire chronique et la limitation du risque de cancer ou de maladie cardiovasculaire.
Les solutions mise à disposition sont les substituts nicotiniques, les lignes téléphonique d'aide, et les thérapie cognitivo- comportementales.

Pour les vaccinations :
Il faut expliquer les bénéfices de la vaccination qui permet d'éviter les risques de grippe, de covid et de pneumopathie communautaire grave, et les risques de décompensation. Les vaccins proposés sont les vaccins contre la grippe, contre le pneumocoque, et le covid 19.

Pour l'activité physique :
Il faut expliquer l'intérêt d'une activité physique régulière à raison de 30 minutes par jour pendant 5 jours. Elle permet la réduction des dyspnées, la perte de poids, l'augmentation de l'endurance et la réduction de la moralité.

3) Exacerbations

Les exacerbations se définissent par l'augmentation des symptômes respiratoires toux, dyspnée, expectorations) sur 24h. La consultation aux urgences est recommandée devant des expectorations purulentes, une dyspnée au moindre effort, une gravité immédiate avec signe de choc, ou une absence de réponse aux BDCA.

Anomalie à l'auscultation pulmonaire

1) <u>Abolition du murmure vésiculaire :</u>

Il faut chercher à l'interrogatoire :
- Antécédents médicaux
- Prise de traitement, prise de toxiques, allergies
- Contage récent
- Épisode similaire antérieur, mode d'apparition, chronicité
- Signes physiques : douleur, toux, dyspnée
- Signes généraux : fièvre, frisson, altération de l'état général

L'examen clinique recherche :
- Les constantes pour évaluer la stabilité hémodynamique
- Des signes de lutte : tirage intercostal et sus claviculaire, polypnée, respiration abdominale active, sifflement, battement des ailes du nez
- Des signes de faillite : respiration abdominale paradoxale, bradypnée, signes d'hypercapnie (astérixis, sueur, confusion).
- Toux sèche ou productive, une dyspnée

L'auscultation doit chercher en plus de l'abolition du murmure vésiculaire :
- Tympanisme à la percussion
- Une diminution des vibrations vocale
- Une déviation du choc de pointe
- Une distension hémi thoracique

L'examen complémentaire clé est la radiographie thoracique de face et de profil. Il faut pouvoir évalue les critères de bonne qualité d'une radiographie thoracique de face :
- Visualisation des 6 arcs costaux

- Clavicules symétriques
- Centrée, de fac, debout (poche gastrique)
- Pénétration des tissus

En cas d'abolition du murmure vésicale associée à un tympanisme, diminution des vibrations vocales et une radiographie révélant une hyperclarté des hémichamps : il faut évoquer un pneumothorax. Il faut chercher le caractère compressif de cet hémithorax : déviation du choc de pointe à l'auscultation et déviation du médiastin sur la radiographie.

2) <u>Crépitants</u>

Il faut chercher à l'interrogatoire :
- Antécédents médicaux (asthme)
- Prise de traitement, prise de toxiques, allergies
- Contage récent avec une personne malade
- Vaccinations à jour ?

A l'examen clinique, il faut chercher :
- Dyspnée : mode d'apparition, chronicité, intensité
- Toux sèche ou productive
- Douleur thoracique
- Fièvre, frisson
- Altération de l'état général

A l'auscultation, il faut chercher des éléments associés aux crépitants :
- Matité à la percussion
- Augmentation des vibrations vocales
- Foyer des crépitants : aux bases, unilatéral, bilatéral
- Souffle tubaire
- Diminution du murmure vésiculaire

L'examen clinique central est la radiographie thoracique de face et de profil. Les critères de bonne qualité de la radiographie sont rappelés plus haut.

En cas de pneumopathie, on peut y observer :
- Foyer de condensation
- Bronchogramme aérique
- Scissure nette en cas d'atteinte du lobe supérieur droit ou signe de la silhouette en cas d'atteinte du moyen droit.

En cas d'œdème aigu du poumon, on peut y observer :
- Opacité floconneuse

Ronflements

1) <u>Interrogatoire</u>

Il faut chercher :
- Antécédents médicaux : hypertension artérielle, syndrome métabolique, facteurs de risque cardiovasculaire
- Prise de traitement, prise de toxiques
- Allergies
- Mode de vie : activité physique, sédentaire, IMC

Cliniquement, il faut chercher des signes nocturnes orientant vers un SAOS :
- Nycturie
- Sommeil non réparateur
- Micro-éveils avec sensation d'étouffement
- Ronflements

Il faut également chercher des signes diurnes orientant vers un SAOS :
- Céphalées matinales
- Somnolence diurne
- Difficulté de concentration
- Baisse de libido

Il faut évaluer le score d'Epworth, qui permet un dépistage de la somnolence diurne excessive. Un score d'Epworth >11 oriente fortement vers un SAOS. Attention, le score d'Epworth n'est PAS un outil diagnostic du SAOS, seulement une orientation diagnostique.

Le diagnostic d'un SAOS passe par la réalisation d'une polygraphie ventilatoire qui permet une mesure de la saturation en oxygène, du flux d'air nasal, des mouvements thoracique et abdominaux et de la fréquence cardiaque. L'ensemble de ces informations permet d'établir un indice d'apnées par heure. Un IAH > 5 pose le diagnostic de SAOS. Un IAH compris entre 15 e 30 caractérise le SAOS comme modéré et sévère si supérieur à 30.

2) Prise en charge

L'élément central de la prise en charge d'un SAOS est la perte de poids, par la reprise d'une activité sportive ou par une chirurgie bariatrique en dernier recours. Il est possible d'introduire un traitement par pression positive continue via un masque à porter au moins 6h par nuit. Le traitement du SAOS peut améliorer les hypertensions artérielles et diminuer le risque cardiovasculaire.

Il faut également réévaluer les aptitudes physiques de certaines professions à risque comme routiers.

Gaz du sang

1) <u>Indications</u>

Les gaz du sang sont très généralement prescrits pour explorer une dyspnée et évaluer le niveau d'oxygène et de dioxyde de carbone dans le sang. Ils permettent d'évaluer la réponse du corps à la dyspnée et d'orienter vers une étiologie. Ils cherchent aussi les alcaloses, les acidoses et déterminent leu compensation ou non.
Les normes à connaitre sont :
- PaO_2 >90 mmHg
- $PaCO_2$ 35-45 mmHg
- HCO_3- 22-26 mmol/L
- pH 7.38-7.42

Devant des résultats de gaz du sang, il faut toujours chercher :
- Un effet shunt avec PaO_2 diminuée et $PaCO_2$ diminuée et le tout <120 mmHg
- Un effet espace mort avec PaO_2 diminuée et $PaCO_2$ augmentée le tout < 120 mmHg
- Une hypoventilation alvéolaire avec PaO_2 diminuée et $PaCO_2$ augmentée le tout > 120 mmHg

Un effet shunt oriente vers une étiologie de type BPCO, asthme. Un effet espace mort oriente vers une embolie pulmonaire ou un emphysème. Une hypoventilation alvéolaire oriente vers une insuffisance diaphragmatique, une utilisation d'opiacés.

2) <u>Réalisation du geste :</u>

Il faut bien vérifier l'identité du patient et récupérer son consentement oral. Il faut installer le patient dans une position confortable et lui expliquer le geste. Le geste est non stérile, avec le matériel suivant : antiseptique, aiguille héparinée, et solution hydroalcoolique.

Avant le geste, il faut réaliser une manœuvre d'Allen, qui permet de vérifier la perméabilité artérielle radiale et ulnaire. Il faut ensuite palper le poul radial, désinfecter au point de ponction, ponctionner avec l'aiguille 30-45°. Le reflux est saccadé. Une fois le tube rempli, on sort l'aiguille et l'on effectue une compression au point de ponction pendant 5 minutes avec une compresse propre non stérile

Toux

1) <u>Interrogatoire</u>

Il faut chercher :
- Antécédents médicaux comme hypertension artérielle, BPCO, asthme
- Prise de médicaments comme IEC
- Prise de toxiques, allergies
- Contage récent personne malades

Il faut caractériser la toux :
- Mode d'apparition
- Chronicité
- Sèche ou productive
- Horaire (diurne ou nocturne)
- Déclenché par changement de position ?

Il faut chercher des signes physiques associés :
- Douleur thoracique
- Dyspnée
- Dysphonie, fausse route, dysphagie
- Pyrosis, jetage postérieur,
- Bronchite chronique

Et des signes généraux associés :
- Fièvre, sueurs, frissons
- Altération de l'état général
- Adénopathies

2) <u>Examen clinique et explorations complémentaires</u>

Auscultation pulmonaire :
- Crépitants ?

- Abolition du murmure vésiculaire ?
- Percussion : tympanisme, matité ?
- Augmentation des vibrations vocales ?

Il faut également réaliser une radiographie thoracique et un EFR à la rechercher de trouble ventilatoire obstructif ? distension thoracique ?

3) <u>Étiologies</u>

Devant une toux aigue, il faut suspecter :
- Un reflux gastro-œsophagien
- Une infection respiratoire haute
- Une infection respiratoire basse
- Une exacerbation d'asthme ou de BPCO

Devant une toux chronique, il faut suspecter :
- Reflux gastro-œsophagien
- Asthme
- BPCO
- Prise de traitements : IEC, gliptines
- Toux pas excès de sensibilité (si pas d'argument pour une autre étiologie)

Les signes d'alarmes qui doivent alerter sont :
- Altération de l'état général
- Dysphonie, dysphagie
- Fausse route
- Modification de la toux chez le fumeur
- Hémoptysies associées
- Adénopathies cervicales

Traumatisme thoracique

1) <u>Interrogatoire</u>

Il faut chercher :
- Antécédents médicaux, chirurgicaux
- Prise de traitement, prise de toxique
- Allergies
- Contexte de l'accident : polytraumatisé ?

A l'auscultation pulmonaire, il faut chercher :
- Abolition du murmure vésiculaire ?
- Diminution des vibrations vocales ?
- Tympanisme à la percussion ?
- Déviation du choc de pointe ?

A l'auscultation cardiaque il faut chercher :
- Arythmie
- Bruits du cœur assourdis

Cliniquement, il faut chercher :
- Douleur thoracique : localisation, facteur déclenchant ?
- Dyspnée : signe de lutte ? signe de faillite ?
- Aspect thoracique : déformation ? mobilité hémithorax réduite ? asymétrie de l'ampliation thoracique
- Fracture du volet costal ou d'une côte
- Emphysème sous cutané

2) <u>Prise en charge</u>

Il faut s'assurer que le patient est stable hémodynamiquement en prenant les constantes et en cherchant des signes de choc : hypoperfusion périphérique, confusion, oligurie. Il faut également chercher une défaillance du ventricule droit : turgescence jugulaire, reflux hépato jugulaire, hépatomégalie

La fast écho permet un examen de débrouillage des plèvres pulmonaires, du cœur, et de l'abdomen à la recherche d'un saignement ou d'un décollement des plèvres.

L'algorithme de prise en charge d'un traumatisé thoracique est le suivant :

D'emblée : examen clinique complet + fast écho + radiographie thoracique et du bassin

- → En cas de patient instable :
    - o Si choc hémorragique (hémopéritoine, hémothorax ou fracture du bassin) : en cas d'hémopéritoine il faut réaliser une laparotomie d'hémostase. En cas d'hémothorax il faut réaliser un drainage. En cas de fracture du bassin il faut réaliser une radio embolisation. La prise en charge initiale est suivie d'un bodyscanner.
    - o Si pneumothorax compressif : évacuation par exsufflation ou par drain suivi d'un bodyscanner si > 150 mL.
- → En cas de patient stable : la réalisation du bodyscanner est immédiate, sans prise en charge préalable nécessaire.

Pour réaliser le drainage d'un pneumothorax compressif :
- Condition d'asepsie stricte avec champs et gants stériles, sous anesthésie locale.
- Le point de ponction se trouve sur le 2e espace intercostal, sur la ligne médio claviculaire ou au 4^e

espace intercostal. Il faut toujours piquer au bord supérieur de la côte inférieure pour éviter le paquet vasculo-nerveux.
- Il faut utiliser un drain de petit calibre, connecté à une seringue

Expectorations

1) <u>Interrogatoire</u> :

Il faut chercher :
- Antécédents médicaux : asthme, BPCO, hypertension artérielle
- Prise de traitements
- Prise de toxiques
- Allergies

Il faut caractériser les expectorations :
- Couleur, aspect, odeur
- Fréquence
- Quantité
- Depuis quand ?
- Élément déclencheur
- Contexte d'apparition

Il faut chercher des signes associés :
- Dyspnée (aigue ou chronique)
- Toux
- Douleur thoracique
- Gêne respiratoire

2) <u>Examen complémentaire</u>

En cas d'expectorations chez patient BPCO : il faut réaliser un ECBC, une radiographie thoracique, une gazométrie, un bilan sanguin comportant : NFS, CRP, ionogramme, créatininémie.
Si suspicion de pneumopathie aigue communautaire : il faut réaliser une radiographie thoracique, un ECBC et une antigénurie légionnelle selon le contexte.

3) <u>Prise en charge</u> :

En cas d'exacerbation de BPCO :

- Nébulisation de BDCA avec anticholinergique
- Si les expectorations sont purulentes : antibiothérapie par Augmentin (systématique si BPCO initiale sévère)
- Oxygénothérapie avec objectif de saturation entre 88 et 92%
- Corticothérapie orale en cas d'hospitalisation
- Traitement étiologique du facteur déclenchant
- Non médicamenteuse : kinésithérapie respiratoire de désencombrement bronchique.

Détresse respiratoire aiguë

1) <u>Interrogatoire</u>

Il faut chercher :
- Antécédents médicaux comme l'asthme, la BPCO
- Prise de traitements, prise de toxiques
- Allergies

Il faut caractériser l'épisode :
- Mode d'apparition ?
- Chronicité
- Élément déclencheur ?
- Épisode similaire antérieur ?

2) <u>Examen clinique</u>

En premier lieu, il faut prendre les constantes du patient pour chercher une instabilité hémodynamique. De plus, il faut chercher des signes de lutte :
- Polypnée, tachypnée
- Sibilants, stridor
- Tirage sus claviculaire, intercostal, sus sternal
- Respiration abdominale active
- Battement des ailes du nez
- Toux inefficace
- Difficulté pour parler

Il faut également chercher des signes de faillite :
- Bradypnée
- Cyanose
- Respiration abdominale paradoxale
- Signes d'hypercapnie : céphalée, asterixis, confusion, sueurs

Et enfin, il faut chercher des signes de choc :
- Oligurie
- Hypotension artérielle et tachycardie

- Hypoperfusion périphérique : extrémités froides, marbrures, TRC >3sec, cyanose
- Pouls paradoxal
- Insuffisance ventriculaire droite : reflux hépato jugulaire, turgescence jugulaire, hépatomégalie

3) <u>Prise en charge</u>

Les indications d'intubation orotrachéale sont les suivantes :
- Glasgow <9
- Détresse respiratoire aiguë dans un contexte polytraumatique
- État de choc
- Échec de la mise en place d'une VNI

Déroulement de l'IOT :
- Patient monitoré
- Pré oxygénothérapie par masque étanche pendant 3 minutes
- Sédatif (propofol ou kétamine) + curare + morphine
- Mise en place de la sonde et gonflement du ballonnet

Contrôle de la bonne mis en place par BAVU.

Thème

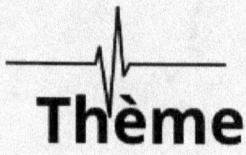

CARDIOLOGIE

Dyslipidémie

1) <u>Interrogatoire</u>

Il faut chercher :
- Antécédents personnels, familiaux de maladie lipidique
- Facteurs de risques cardiovasculaires
- Présence d'un syndrome métabolique : HDL < 0.4 pour les hommes et <0.5 pour les femmes, triglycérides >1.5, tension artérielle >130/85, glycémie à jeun > 1.1, obésité androïde avec tour de taille >102 chez ls hommes et >88 chez les femmes.
- Prise de traitement, prise de toxiques
- Allergies

2) <u>Examen clinique</u>

Les dyslipidémies peuvent s'accompagner des signes cliniques suivants :
- Xanthomes tendineux
- Xanthelasma : plus de valeur clinique après 60 ans
- Arc cornéen : plus de valeur clinique après 60 ans

- Xanthome plan

3) <u>Examen complémentaire</u>

Devant toute suspicion de dyslipidémie il faut demander un examen des anomalies lipides. Les normes sont les suivantes :
- LDL <1.6g/L
- HDL > 0.4 ou 0.5 g/L pour les femmes
- Triglycérides <1.5 g/L

Le taux de LDL ne se dose pas directement, et nécessite l'utilisation de la formule de Friedewald :
LDL = CT − HDL − (TG/5), la formule est applicable seulement si les triglycérides sont inférieurs à 3.4 g/L

4) <u>Causes secondaires</u>

Avant d'évoquer une cause primaire à la dyslipidémie, il faut éliminer les causes secondaires.
Devant une hypercholestérolémie pure, il faut rechercher :
- Hypothyroïdie : TSH, T4
- Cholestase : bilan hépatique
- Iatrogénie : dosage de ciclosporine

Devant une hypertriglycéridémie, il faut rechercher :
- Insuffisance rénale chronique : créatinine, DFG, urée
- Diabète : glycémie veineuse à jeun
- Alcoolisme chronique
- Iatrogénie : corticoïdes, œstrogènes, rétinoïdes, antirétroviraux, bétabloquant, diurétiques

Devant une hypercholestérolémie mixte, il faut rechercher :
- Syndrome néphrotique : bandelette urinaire
- Insuffisance rénale chronique : créatinine, urée, DFG
- Hypothyroïdie : SH, T4L
- Iatrogénie : corticoïdes, ciclosporine

5) Causes primaires

Hypercholestérolémies familiales monogénique :
➔ Par mutation des récepteurs aux LDL
Si la mutation est hétérozygote, les taux de LDL peuvent monter jusqu'à 4 g/L. Cliniquement les patients présentent des xanthomes tendineux. Les risques cardiovasculaires sont aggravés à partir de 40 ans.
Si la mutation est homozygote, les taux de LDL sont supérieurs à 4 g/L. Cliniquement, les patients présentent des xanthomes plans, cutanés et tendineux. Le risque cardiovasculaire est important dès l'âge de 10 ans.
➔ Par mutation apoB :
Les xanthomes sont plutôt rares, et les taux de LDL tourne autour de 2 à 3 g/L.
➔ Par mutation PSCK9

Hypercholestérolémie polygénique
Cette hypercholestérolémie est fréquence, sans hérédité mendelienne.

Hyperchylomicronémie isolée
Maladie très rare, avec un taux de triglycérides autour de 10g/L, avec des risques de pancréatite aiguë important.

Électrocardiogramme

1) Conditions de réalisation

Il faut s'assurer de l'obtention du consentement du patient avant la réaliser du geste. Il est important d'expliquer au patient le déroulement de l'examen et son utilité.
L'installation se fait en décubitus dorsal, avec le torse et les 4 membres nus, après 5 minutes de calme, sans prise de tabac ou d'autre toxique au préalable. Il ne faut pas parler pendant l'examen. L'examen est indolore, rapide et sans risque.

Placement des électrodes :
- V1 : 4e espace intercostal parasternal droit
- V2 : 4e espace intercostal parasternal gauche
- V3 : entre v1 et v2
- V4 : 5e espace intercostal sur la ligne médio claviculaire gauche.
- V6 : 5e espace intercostal sur la ligne moyenne axillaire gauche
- V5 : entre V4 et V6
- Electrode rouge : membre supérieur droit
- Electrode noir : membre inférieur droit
- Electrode jaune : membre supérieur gauche
- Electrode vert : membre inférieur gauche

2) Interprétation

Suivre l'algorithme suivant : FRACHI

F pour fréquence : chercher une bradycardie ou une tachycardie (en divisant le nombre de QRS par 5)
R pour rythme : chercher un rythme sinusal, régulier. On parle de rythme sinusal si chaque onde P est suivie d'un QRS et chaque QRS est suivi d'une onde P.
A pour axe : chercher un axe droit, gauche ou normal entre -30° et +90°
C pour conduction : l'axe PR doit être inférieur à 200 ms, l'onde P doit être inférieure à 120 ms et de 2 mm de haut, les QRS doivent être fins et inférieurs à 120 ms. Des QRS large évoquent un trouble de la conduction type BAV ou bloc de branche.
H pour hypertrophie : il faut chercher une hypertrophie du ventricule gauche par l'indice de Sokolow (RV5 + SV1 >35 mm)
I pour ischémie : il faut vérifier la morphologie de l'onde T, un segment ST isoélectrique, et la présence d'une onde Q qui évoquerait un ancien d'infarctus.

Prescrire des anticoagulants

1) Avant de prescrire

Préalablement à la prescription d'AOD il faut chercher des contre-indications :
- Valve mécanique
- Rétrécissement mitral
- SAPL
- Insuffisance rénale sévère

Les AVK n'ont pas de contre-indications formelles à part la grossesse.
Le bilan pré thérapeutique pour prescrire des AVK comprend une NFS ainsi qu'une hémostase.

2) Éducation thérapeutique :

Pour les AVK, le contrôle se fait par un dosage de l'INR tous les mois. Il faut rappeler au patient l'importance de consulter aux urgences en cas de saignements importants ou d'INR >4 asympomatique.
Il faut éviter l'automédication et les aliments inducteurs enzymatiques comme la salade, le chou, le fenouil, les épinards et l'alcool.

Douleur thoracique :

1) <u>Interrogatoire</u>

Il faut chercher :
- Antécédents médicaux, familiaux, facteurs de risque cardiovasculaire, antécédents d'accident cardiovasculaire ?
- Prise de traitements ? prise de toxiques ?
- Allergies ?
- Mode de vie : profession, activité physique, sédentarité, alimentation, voyage récent ?

Il faut caractériser la douleur :
- Localisation
- Irradiation dans le dos, la scapula, le coup, l'épaule, la mâchoire
- Type : constrictive, continue, paroxystique
- Horaire : diurne, nocturne, mode d'apparition
- Intensité : échelle numérique ou échelle visuelle analogique
- Eléments déclencheurs, facteurs favorisants ou aggravants
- Signes associés : dyspnée, confusion, toux
- Évolution : mode d'apparition

2) <u>Étiologies</u>

Les douleurs thoraciques doivent faire évoquer 4 étiologies (PIED) :
   Péricardite :
- Douleur soulagée à l'antéflexion
- D'apparition brutale et paroxystique

Il faut réaliser un ETT qui met en évidence un épanchement et un ECG qui montre un sus décalage ST diffus et des ondes T négatives.

L'infarctus du myocarde :
- Douleur non soulagée, constrictive
- D'apparition brutale, irradiant à l'épaule, la mâchoire et le bras gauche

Il faut réaliser un ECG qui montre un sus décalage du segment ST et un possible sous décalage en miroir.

Embolie pulmonaire
- Douleur basithoracique
- Dyspnée, tachycardie

Il faut réaliser un ECG qui montre une onde une S1 et une onde en Q3. Le score de Wells permet d'établir la probabilité clinique d'une EP, et oriente vers la réalisation d'un dosage de D-Dimère ou d'un angioscanner thoracique injecté. L'ETT permet de chercher une insuffisance ventriculaire droite associée.

Dissection :
- Masse battante à la palpation
- Anisométrie tensionnelle

Il faut réaliser un scanner thoracique injecté pour confirmer le diagnostic.

3) <u>Prise en charge</u>

Pour les péricardites :
L'hospitalisation n'est pas systématique et est conditionnée par la présence de facteurs prédictifs majeurs de complication :
- Fièvre > 38°C
- Epanchement important supérieur à 20 mm

- Symptômes durant depuis plus d'une semaine
- Douleur non soulagée par les AINS

Le traitement passe par une prise de colchicine pendant 3 mois, associée à de l'aspirine pendant 2 semaine et d'un IPP. L'arrêt de la colchicine et de l'aspirine se fait progressivement. Un arrêt de travail est indiqué jusqu'à la normalisation de l'ECG, de la CRP et de l'ETT.

Pour les infarctus du myocarde :
Il faut alerter le SAMU le plus rapidement possible. En cas d'infarctus à domicile, il faut évaluer la distance d'un centre de coronarographie pour orienter la prise en charge.
Si le centre est à moins de 120 minutes d'un centre de coronarographie, il faut introduire un traitement par HNF en dose de charge, avec une dose bolus d'aspirine ainsi qu'un dose bolus de ticagrélor ou de prasugrel, avant d'acheminer le patient vers la coronarographie pour réaliser une angioplastie. Si le centre est à plus de 120 minutes, la stratégie est celle d'une fibrinolyse.
Il faut penser à prendre en charge la douleur et le stress du patient par antalgique de pallier 1 et 3 et benzodiazépine si besoin.

Pour les embolies pulmonaires
Il faut calculer le score de gravité sPESI, qui évalue le risque de mortalité. Ce score oriente la prise en charge :
- \> 80 ans = 1 point
- Saturation < 90% = 1 point
- PAS <100= 1 point
- FC >110= 1 point
- Antécédents de cancer = 1 point

En l'absence de choc ou d'insuffisance ventriculaire droite :

→ Si le score sPESI est de 0, le risque de mortalité est faible et justifie une prise en charge par anticoagulant oraux sans hospitalisation.

→ Si le score sPESI est supérieur à 1 et que les troponines sont négatives, le risque de mortalité est intermédiaire-faible et justifie une prise en charge par anticoagulants oraux avec hospitalisation en service de médecine

→ Si le score de sPESI est supérieur à 1 et que les troponines sont positives, le risque de mortalité est intermédiaire haut et justifie une prise en charge par anticoagulants oraux en réanimation ou en unité de soins continus

En cas de choc ou d'insuffisance ventriculaire droite, la prise en charge se fait par fibrinolyse en réanimation.

Pour les dissections

La prise en charge se fait selon la tolérance. Une mauvaise tolérance hémodynamique ou symptomatique justifie :
- Chirurgie par mise en plat et greffe avec pose de prothèse
- Ou traitement endovasculaire avec pose d'endoprothèse.

Trouble de la conduction : bradycardie

1) <u>Interrogatoire</u>

Il faut chercher :
- Antécédents médicaux et familiaux de troubles cardiaques, de malaise
- Facteurs de risques cardiovasculaires
- Prise de traitements comme bétabloquants, prise de toxiques
- Allergies

Il faut caractériser le trouble :
- Depuis quand ? évolution ?
- Mode d'apparition, rythme ?
- Facteurs aggravants, facteurs améliorants ?
- Signes associés : douleur thoracique ? fièvre ?

Il faut évaluer la tolérance du trouble :
- Prendre les constantes
- Chercher des signes d'hypoperfusion périphérique : marbrures, cyanose des extrémités, temps de recoloration cutanée supérieur à 3 secondes, extrémités froides
- Chercher une oligurie ou une anurie
- Chercher une dyspnée, une orthopnée

2) <u>Examen clinique et exploration complémentaires</u>

A l'auscultation cardiorespiratoire il faut chercher :
- Souffle ?
- Crépitants aux bases ?
- Arythmie ?

A l'examen physique il faut rechercher :

- Œdème des membres inférieurs
- Reflux hépato jugulaire
- Turgescence jugulaire

3) Pistes diagnostiques

Devant une bradycardie, il faut évoquer les causes intrinsèques et extrinsèques. Les causes intrinsèques regroupent :
- Rétrécissement aortique : souffle ++
- Insuffisance cardiaque : OAP, œdème des membres inférieurs, dyspnée
- Infarctus du myocarde : douleur thoracique constrictive, angor
- Endocardite infectieuse, maladie de Lyme
- Congénital, héréditaire
- Age avancé

Et les causes extrinsèques regroupent :
- Reflexe vagal
- Médicaments
- Hyperkaliémie

Les examens complémentaires doivent comporter :
- ECG à la recherche d'un bloc atrioventriculaire, d'une dysfonction sinusale
- ETT à la recherche d'un rétrécissement aortique, d'une insuffisance cardiaque
- Ionogramme à la recherche d'une hyperkaliémie
- Troponine à la recherche d'une insuffisance cardiaque

- Sérologie Lyme selon le contexte (randonnée récente).

Insuffisance veineuse

1) <u>Interrogatoire</u>

Il faut chercher :
- Antécédents cardiovasculaires, ulcères
- Facteurs de risque cardiovasculaire
- Prise de traitements
- Prise de toxiques
- Allergies
- Mode de vie : profession, sédentarité, activité professionnelle

Il faut caractériser l'insuffisance veineuse :
- Douleur ?
- Lourdeur des jambes ?
- Soulagée au repos ou à la surélévation des jambes ?
- Aggravée en fin de journée, à la chaleur, après station debout prolongée ?
- Depuis quand ?
- Mode d'apparition ?
- Évolution ?

2) <u>Examen clinique</u>

L'examen physique comporte une auscultation cardiorespiratoire complète, une palpation des membres inférieur, une recherche de tous les pouls périphériques brachial, radial, fémoral, poplité, tibial postérieur et pédieux).

Il faut chercher :
- Œdème blanc, mou, prenant le godet ?
- État cutané : varicosités, télangiectasies, dermite ocre, lipodermatosclérose, eczéma variqueux, atrophie blanche ?
- Ulcère : localisation, taille, bords ?

En cas de doute sur une AOMI, il faut réaliser un IPS : mesure de la pression artérielle systolique de la cheville divisée par la pression artérielle systolique du bras. Un IPS normal est égal à 1. Le diagnostic d'AOMI est posé pour un IPS <0.9, et est considéré sévère si <0.7.

Une échodoppler initiale est à réaliser pour éliminer les diagnostics différentiels et permettre l'appréciation de l'"évolution de l'insuffisance veineuse.

3) Prise en charge

L'insuffisance veineuse est prise en charge simplement par le port de bas de contention. La classe de la contention est conditionnée par le stade de l'insuffisance.

En cas de varices simples sans œdème, on préconise des bas de contention de classe II. En cas d'œdème sans ulcère, on préconise des bas de contention de classe III. En cas d'ulcère, on préconise des bandes de classe IV.

Les bas sont à porter la journée, à enfiler dès le réveil au matin pour optimiser l'efficacité. Il ne faut pas les garder la nuit.

Palpitations

1) <u>Interrogatoire</u>

Il faut chercher :
- Antécédents personnels et familiaux cardiovasculaire, dysthyroïdie
- Prise de traitements, prise de toxiques
- Allergies
- Mode de vie : profession, activité physique, sédentarité, sommeil ?

Il faut caractériser les palpitations :
- Mode d'apparition, épisodes similaires antérieurs
- Depuis quand
- Évolution
- Symptômes associés : céphalées, dyspnée, malaise, chute, PC ?

2) <u>Examen clinique et explorations complémentaires</u>

Il faut orienter l'examen clinique selon les causes suspectées :
- Déshydratation : plis cutanés, soif, muqueuse sèche, olygurie, asthénie
- Hyperthyroïdie : humeur labile, trouble du sommeil, sueurs, diarrhées, bouffées de chaleur
- SAOS : nycturie, asthénie, céphalées matinales, somnolence diurne
- Prise de substance excitante : alcool, tabac, cocaïne, amphétamines

- Grossesse : signes climatériques

Il faut réaliser les examens complémentaires suivants :
- ECG
- Ionogramme, NFS
- TSH, T4L
- BhCG

3) <u>Étiologies</u>

Des épisodes de palpitation doivent faire réaliser un ECG à la recherche d'une cause cardiaque. Face à des QRS fins et réguliers, on peut évoquer une tachycardie sinusale, jonctionnelle ou atriale. Devant des QRS fins irréguliers, il faut évoquer en priorité une fibrillation atriale. Des QRS larges réguliers évoquent une tachycardie ventriculaire ou une fibrillation ventriculaire. Enfin, des QRS larges irréguliers doivent faire évoquer une fibrillation atriale associée à un bloc de branche.

Au vu du caractère occasionnel de ces palpitations, il faut envisager la pose d'un Holter ECG pour objectiver une activité électrique cardiaque anormale lors des palpitations. En fonction de la fréquence des épisodes, les dispositifs peuvent enregistrer sur une période de 24 à 96h, 7 à 21 jours voir 3 à 5 ans

Hypertension artérielle

1) <u>Interrogatoire</u>

Il faut chercher :
- Antécédents personnels médicaux comme le diabète, une dyslipidémie, un AVC, un IDM, une maladie thrombo-embolique veineuse.
- Facteurs de risque cardiovasculaire
- Prise de traitements, prise de toxiques
- Allergies
- Antécédents familiaux de néphropathies, de polyendocrinopathie, de maladies cardiovasculaires.

2) <u>Prise de la tension artérielle :</u>

La mesure de la tension artérielle se fait au cabinet. Il faut être vigilant à l'effet blouse blanche. La prise de tension peut également être réalisée par automesure avec trois prises successives le matin et le soir, sur trois jours dans les conditions suivantes : 20 minutes après le lever, une heure avant le coucher, après 5 minutes au calme en position assise.
Les normes tensionnelles sont les suivantes :
- 135/85 sur une automesure
- 130/80 sur une mesure MAPA.

3) <u>Étiologies</u>

La majorité des hypertensions artérielle sont dites essentielles, et sont liées à l'âge. Dans certains cas, il faut chercher des causes secondaires d'hypertension artérielle :

- Si l'hypertension débute avant 40 ans
- Si l'hypertension est de grade 3 d'emblée
- Si l'hypertension est résistante aux traitements
- Si l'hypertension est associée à une hypokaliémie.

Il faut alors réaliser le bilan suivant :
- Ionogramme
- Créatinine
- Bandelette urinaire
- Glycémie à jeun
- Exploration des anomalies lipidiques
- ECG au repos

Des signes cliniques peuvent orienter vers des causes secondaires :
- Cushing :
    - Érythrose faciale, visage bouffi
    - Amyotrophie des jambes et des cuisses
    - Peau fine
    - Comblement sus claviculaire
    - Vergetures pourpres
- Acromégalie :
    - Sueurs malodorantes
    - Visage élargie, nez épais, pommettes saillantes
- Phéochromocytome :
    - Triade de Ménard avec palpitation, céphalées et sueurs
- SAOS :
    - Ronflement
    - Nycturie
    - Céphalée matinale et somnolence diurne
- Néphropathies :
    - Hématurie
    - Insuffisance rénale à répétition
- Hyperaldostéronisme primaire :
    - Tétanie

o Faiblesse musculaire

Souffle vasculaire

1) <u>Interrogatoire</u>

Il faut chercher :
- Antécédents personnels et familiaux cardiovasculaires (diabète, dyslipidémie, HTA, accidents cardiovasculaires)
- Prise de traitements et de toxiques
- Allergies
- Mode de vie : sédentarité, activité sportive, alimentation équilibrée

Il faut chercher des symptômes associés :
- Douleur du membre inférieur : crampe ? broiement ?
- Périmètre de marche
- Claudication qui cède à l'arrêt de l'effort ?
- Membre rouge, chaud, dépilé ?
- Ulcérations ?

2) <u>Examen clinique</u>

Il faut vérifier une stabilité hémodynamique en prenant les constantes.

Il faut réaliser une auscultation cardio-pulmonaire, chercher les pouls périphériques : temporal, carotidien, brachial, fémoral, poplité, tibial postérieur, pédieux et ausculter les pouls à la recherche d'un souffle.

Devant tout souffle vasculaire, il est essentiel de mesurer l'IPS, l'indice de pression systolique, qui permet d'orienter vers une maladie athéromateuse. Il correspond au rapport de la pression systolique du bras sur la pression systolique de la cheville. Un IPS supérieur à 0,9 est normal, tandis qu'on parle d'un AOMI débutant pour un IPS <0,9 et sévère si <0,7.

Il est important de réaliser également une échographie doppler des membres inférieurs, afin d'observer la perméabilité des vaisseaux.

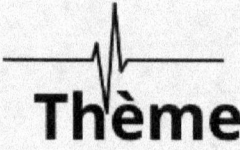

PSYCHIATRIE

Trouble psychiatrique du post partum

1) <u>Interrogatoire</u>

Il faut chercher des facteurs de risque à 4 mois :
- Vulnérabilité psychologique :
    - Trouble psychiatrique personnel ou familial
    - Trouble de l'usage de substance
- Vulnérabilité environnementale :
    - Mère célibataire
    - Précarité sociale et économique
    - Abus, maltraitance dans l'enfance
    - Migrants, situation instable
- Vulnérabilité gynécologique
    - Age > 35 ans, ou < 20 ans
    - Primipare
    - Grossesse non désirée
    - Malformation ou pathologie fœtale
    - Grossesse compliquée avec un diabète gestationnel
    - Accouchement compliqué
    - Prématurité, petit poids de naissance

Devant tout trouble psychiatrique lors du post partum, il faut éliminer une thrombophlébite cérébrale, et évaluer le risque suicidaire et le risque infanticide.

2) <u>Poser le diagnostic</u>

Les quatre maladies psychiatriques principales du post partum sont le blues du post partum, les épisodes maniaques, les épisodes psychotiques bref et les épisodes dépressifs caractérisés.
Le blues du post partum peut se manifester entre le 2e et le 5e jour du post partum et peut durer de 4 à 10 jours. C'est un trouble transitoire qui touche 30 à 80% des femmes. L'évolution peut être bénigne ou se transformer en épisode dépressif caractérisé s'il dure plus de 15 jours. Les signes cliniques sont une anxiété, une irritabilité, une labilité émotionnelle, une peu de mal s'occuper de son enfant et des crises de larmes. Il n'est pas nécessaire d'introduire un traitement.
Les épisodes maniaques peuvent se manifester dès les premières semaines et jusqu'au troisième mois. Ils se caractérisent par un blues post partum associé à une confusion, des bizarreries et un trouble bipolaire. Devant de tels symptômes il est impératif de séparer l'enfant de la mère, car le risque infanticide est élevé.
Les épisodes psychotiques bref se déclenche à 4 semaines, et rassemblent des délires polymorphes sur des thèmes centrés sur l'enfant. L'évolution peut se faire vers un trouble bipolaire voire une schizophrénie. La séparation de l'enfant et de la mère est également nécessaire.

Enfin, le trouble dépressif caractérisé peut se déclencher quelques semaines à quelques mois après la grossesse et touche 11 à 15% des femmes. Le syndrome dépressif est classique, et engendre une souffrance de l'enfant. Le risque suicidaire est important.

Trouble du comportement alimentaire

1) <u>Interrogatoire</u>

Il faut chercher :
- Antécédents médicaux, psychiatrique, familiaux
- Prise de traitements, prise de toxiques
- Allergies

En parallèle il faut chercher un retentissement clinique du trouble alimentaire comme une aménorrhée secondaire avec effacement des signes sexuels secondaires, des troubles trophiques et un retentissement médical des vomissements.
Les troubles trophiques peuvent être :
- Perte des cheveux
- Ongles cassants
- Peau sèche
- Lanugo
- Hypertrichose

Les vomissements à répétition peuvent entraîner :
- Amyotrophie musculaire
- Anémie
- Des troubles digestifs : brulure œsophagienne, syndrome de Mallory Weiss, érosion dentaire, constipation
- Des troubles urinaires : pollakiurie, incontinence, infections urinaires

Il faut savoir caractériser le trouble alimentaire :

- Anorexie mentale hyperphagique et purgative : le patient n'est pas conscient de son trouble, alternance de restriction alimentaire et de crise hyperphagiques suivis d'une culpabilité intense menant à des techniques purgatoires. Le patient perd beaucoup de poids
- Boulimie : patient conscient de son trouble, technique purgatoires systématiques à l'ingestion d'un repas. Le poids reste stable.
- Boulimie hyperphagique : patient conscient de son trouble. Le patient subi des crises hyperphagique sans technique purgatoire, donc le poids augmente.

2) Prise en charge

L'essentiel de la prise en charge est multidisciplinaire. Elle doit contenir :
- Psychothérapie de soutien
- Thérapie cognitivo-comportementale
- Thérapie familiale

La renutrition est prudente et progressive avec un contrat de poids comportant un objectif de poids et un objectif nutritionnel. Le suivi tes rapproché et prolongé jusqu'à un an après la rémission.

Trouble du spectre autistique

1) <u>Interrogatoire</u>

Il faut chercher :
- Antécédents médicaux et psychiatriques
- Prise de traitements, prise de toxiques
- Vaccinations
- Retard mental
- Antécédents familiaux

Les signes cliniques caractéristiques du TSA s'organisent en anomalies de communication et d'interaction sociale, en anomalies de relation sociale et en caractères restreints et répétitifs des comportements.

Les anomalies de communication et d'interaction sociales sont mise en évidence par :
- Une absence de réciprocité sociale et émotionnelle
    - Pas de sourire réponse
    - Absence d'attention conjointe
    - Langage stéréotypé (désuet)
    - Intonation de voix désadapté à la phrase
- Un déficit des comportements de communication non verbale
    - Pauvreté du contact oculaire
    - Faiblesse de communication non verbale
    - Difficulté à partager ses émotions ou faire des demandes

Les anomalies de relations sociales sont mises en évidence par :
- Une maladresse sociale
- Un isolement relationnel

Enfin, les signes cliniques suivants mettent en évidence un caractère restreint et répétitif des comportements :
- Comportements répétitifs et stéréotypés :
    - Moteur
    - Verbaux : écholalie
- Intolérance au changement :
    - Routines ritualisées
    - Besoin d'immuabilité
- Particularités sensorielles :
    - Automutilation
    - Autostimulation
    - Intérêts restreints et fixes

2) Poser le diagnostic

Il n'y a aucun examen complémentaire, le diagnostic étant clinique. Il faut tout de même réaliser un examen clinique complet (notamment neurologique), et morphologique.

Les questionnaires ADI-R et l'échelle de Vineland permettent de caractériser un trouble du développement, et l questionnaire ADOS permet d'évaluer la symptomatologie du trouble.

Il faut systématiquement rechercher des comorbidités comme un TDAH, des troubles acquis du langage, une épilepsie, des troubles anxieux et des épisodes dépressifs caractérisés.

3) Pris en charge

Le traitement est principalement non médicamenteux et comporte :

- Une thérapie centrée sur els interaction avec une synchronisation socio émotionnelle à raison de 40h par semaine
- Une thérapie centrée sur l'apprentissage à raison de 30h par semaine
- Une prise en charge orthophonique, psychomotrice et ergothérapie
- Thérapie de groupe et individuelle

Les structures d'accueil sont les suivantes :
- CRA : centre de ressources autisme
- ULIS : structure médico éducative
- MDPH : permet la reconnaissance d'une ALD 100% et de la mise en place d'un projet d'accompagnement perso et d'un projet personnel de scolarité.

Trouble de l'attention avec hyperactivité

1) <u>Interrogatoire</u>

Il faut chercher :
- Antécédents médicaux et psychiatrique personnels et familiaux
- Prise de traitement, prise de toxiques
- Vaccination
- Mode de vie : mode de garde, situation à la maison, relation sociale à l'école, sommeil perturbé

Il faut également chercher des facteurs de gravité au TDAH :
- Prématurité
- Négligence familiale, règle éducative ambivalentes, succession de figures parentales
- Intolérance à la frustration

Concernant les crises :
- Depuis quand ? (Plus de 6 mois ?)
- Déclencheur ? calmé par ?
- Fréquence
- Intensité
- État moral et psychique des parents

2) <u>Diagnostic</u>

Le TDAH peut être dépisté par le questionnaire Conners et l'échelle d'Achenbach. Le diagnostic est clinique et ne nécessite aucun examen complémentaire.

Pour parler de TDAH, il faut retrouver l'association des symptômes suivants depuis plus de 6 mois et ayant débuté avant 5 ans, et envahissant au moins deux domaines de la vie de l'enfant.
- Hyperactivité : agitation motrice dans tous les sens, incapable de rester assis, bruant, prise de risque
- Inattention : étourderie, distractibilité, procrastination
- Impulsivité : coupe la parole, logorrhéique, réponses précipitées

3) <u>Prise en charge</u>

Le trouble à risque d'évoluer en trouble d'apprentissage, en trouble des conduites ou en trouble anxieux. Il peut également disparaitre spontanément, ou se chroniciser à l'âge adulte.
Le traitement associe des mesures médicamenteuse et non médicamenteuse :
- Non médicamenteux : thérapie cognitivo-comportementale, éducation thérapeutique, accompagnement familial, aménagement scolaire (PAO)
- Médicamenteux : traitement par méthylphénidate, sur ordonnance sécurisée 28 jours.
    o La prescription initiale doit être initiée par un psychiatre, un neurologue ou un pédiatre
    o Elle peut débuter seulement après 6 ans.
    o Le bilan pré thérapeutique comprend : ECG, EEG, TSH, T3, T4L, NFS, ionogramme, BHC

Hallucinations

1) <u>Interrogatoire</u>

Il faut chercher :
- Antécédents médicaux et psychiatriques personnels et familiaux
- Prise de traitement, prise de toxiques
- Allergies

Il faut caractériser l'épisode :
- Depuis quand ?
- Mode d'apparition
- Type d'hallucination : visuelle, auditive, olfactive

Y'a-t-il un délire associé ?
- Thème : persécution, grandeur, mysticisme
- Organisation : systématisé, cohérent
- Mécanisme : interprétatif, hallucinatoire, intuitif, imaginatif
- Adhésion
- Évolution du délire

2) <u>Étiologies</u>

Face à des hallucinations il faut évoquer en priorité une schizophrénie. Le diagnostic est clinique et est posé si l'on retrouve l'association de syndromes parmi les trois suivants :
- Syndrome positif : hallucination, idées délirantes
- Syndrome négatif : émoussement des affects, alogie, apragmatisme, anhédonie, isolement social
- Syndrome de désorganisation :

- Affectif : discordance idéo-affective, ambivalence affective
- Cognitif : altération du cours de la pensée (discours diffluent propos décousus, barrage), altération du système logique (rationalisme morbide, raisonnement paralogique), altération du langage (néologisme, paralogisme, débit verbal modifié)
- Comportement : maniérisme, parakinésie

Il faut réaliser un bilan standard systématique pour éliminer une cause somatique :
- NFS, plaquette, CRP
- Ionogramme, créatinine, urée, glycémie
- Bilan hépatique complet
- TSH, calcémie
- Recherche de toxiques urinaires
- ECG, TDM cérébral

Hospitalisation sans consentement

1) <u>Types d'hospitalisation sans consentement</u>

En cas de nécessité de soins psychiatriques mais un état mental rendant le consentement impossible :
- Sur demande de tiers : SPDT, SPDTU
- Péril imminent (pas besoin de tiers) : SPPI

En cas de nécessité de soins psychiatrique avec une mise en danger ou une atteinte à l'ordre public :
- SPDRE

2) <u>Modalités de mise en place</u>

SPDT (soins psychiatriques à la demande d'un tiers) :
Il faut 2 certificats initiaux par un médecin extérieur au service e par un médecin de l'hôpital concerné. La demande du tiers doit être signée et accompagnée de sa CNI. L'hospitalisation se fait sur la décision du chef de l'établissement.
A 24h : réévaluation somatique et rédaction d'un 2e certificat par un psychiatre différent de la prise en charge initiale.
A 72h : réévaluation psychiatrique et rédaction d'un certificat par un psychiatre différent de la prise en charge initiale.

SPDTU (soin psychiatrique à la demande d'un tiers en urgence) :
Il faut 1 certificat initial par un médecin du service. La demande de tiers doit être signée et accompagnée d'une CNI. L'hospitalisation se fait sur la décision du chef de l'établissement.
A 24h : réévaluation somatique et rédaction d'un 2e certificat par un psychiatre différent de la prise en charge initiale.

A 72h : réévaluation psychiatrique et rédaction d'un certificat par un psychiatre différent de la prise en charge initiale et des 24h.

SPPI (soins psychiatrique péril imminent) :
Il faut 1 certificat initial par un médecin extérieur. L'hospitalisation se fait sur la décision du chef de l'établissement.
A 24h : réévaluation somatique et rédaction d'un 2e certificat par un psychiatre différent de la prise en charge initiale.
A 72h : réévaluation psychiatrique et rédaction d'un certificat par un psychiatre différent de la prise en charge initiale et des 24h.

SPDRE (soins psychiatriques sur demande d'un représentant de l'état)
Il faut un certificat initial par un médecin extérieur accompagné d'un arrêté préfectoral induisant une privation des libertés (droits conservés). Il faut faxer les documents à la préfecture et transmettre une copie à l'ARS.
A 24h : réévaluation somatique et rédaction d'un 2e certificat par un psychiatre différent de la prise en charge initiale.
A 72h : réévaluation psychiatrique et rédaction d'un certificat par un psychiatre différent de la prise en charge initiale.

3) <u>Évolution</u>

A 72h : la mesure d'hospitalisation sans consentement peut être levée ou le patient passe en hospitalisation complète avec un programme de soin. La demande de levée de mesure peut être formulée par le psychiatre avec un certificat, par commission des soins psychiatriques, par le juge des libertés, ou par le tiers.

Agitation

1) Évaluer le degré d'urgence de la prise en charge

Il faut d'abord évaluer le degré d'urgence de la prise en charge en s'assurant de la sécurité du patient, de l'entourage et des professionnels de santé.
Il faut ensuite rassembler les informations suivantes :
- Antécédents médicaux et psychiatrique personnel
- Prise de traitements, prise de toxiques
- Caractéristiques de l'agitation : chronologie, élément déclencheur, symptômes associés (hallucination, idées délirantes, désorientation temporo spatiale).
- Idées suicidaires associées ?
- Symptômes associés : fièvre, douleur, dyspnée, palpitation

L'évaluation médical initiale comporte la prise des constante, l'évaluation de l'état de conscience, et la recherche de signes de détresse respiratoire, circulatoire et neurologique.
Il faut d'abord éliminer les étiologies médicales non psychiatriques :
- Hypoglycémie : glycémie à jeun
- Sevrage alcoolique récent
- Déséquilibre hydro électrolytique : ionogramme, NFS, créatinine
- Infection : CRP
- Traumatisme

2) Prise en charge

Si le patient est trop agité, il faut réaliser une sédation pharmacologie par benzodiazépine per os ou IV en cas de refus. La contention physique est le derniers recours. L'évaluation psychiatrique doit être réalisée dès que possible.
Les examens complémentaires doivent comporter :
- NFS, ionogramme avec calcémie e magnésium, créatinine, bilan hépatique, glycémie capillaire, TSH, CRP et VS.
- Un criblage toxicologique : urinaire, alcoolémie
- Radiographie thoracique
- ECG
- PL en cas de syndrome méningé
- Gaz du sang en cas de dyspnée
- TDM ou une IRM si suspicion d'AVC, lésion traumatique

La prise en charge doit se faire dans un environnement calme et éclairé pour faciliter la désescalade verbale.

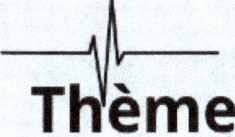

Thème

ENDOCRINOLOGIE

Difficulté de procréation

1) <u>Interrogatoire</u>

Il faut chercher chez l'homme et la femme :
- Antécédents personnels médicaux et chirurgicaux
- Antécédents familiaux
- Prise de traitement, prise de toxiques
- Allergies
- Mode de vie : profession, activité sportive, alimentation

Chez la femme en particulier il faut chercher :
- Antécédents gynécologiques : fausse couche, grossesse extra-utérine, IVG
- Aménorrhée primaire ou secondaire, régularité des cycles
- Gestations antérieures, parités
- Relation sexuelle : dyspareunie, trouble de la libido, fréquence des rapports

- Antécédents de trouble du comportement alimentaire

Chez l'homme, il faut chercher :
- Antécédent de cryptorchidie dans l'enfance, d'orchite, de torsion testiculaire
- Exposition fréquente au chaud : sauna, bain chaud, sous vêtement serré
- Prise de stéroïdes anabolisant
- Douleur scrotale
- Signes d'hypogonadisme : trouble érectile, trouble de l'éjaculation, trouble de la libido, bouffées de chaleur, asthénie, dépression

2) Examen clinique

Chez l'homme et la femme il faut mesurer l'IMC, le tour de taille et prendre les constantes.
Chez la femme, il faut évaluer le stade de Tanner pour la poitrine et la pilosité, réaliser une palpation mammaire et un examen des organes génitaux externe.
Il faut rechercher des signes d'hyperandrogénisme :
- Hirsutisme
- Acné
- Graisse abdominale

Des signes d'hypo-oestrogénémie :
- Bouffées de chaleur
- Vertiges
- Céphalées
- Sècheresse vaginale

Des signes d'endométriose :
- Dyspareunie
- Spencioménorrhée
- Douleur au toucher vaginale

- Nodule bleuté des parois vaginale et du col

Enfin, il faut chercher une galactorrhée spontanée ou provoquée, qui oriente vers une hyperprolactinémie.
Chez les hommes il faut évaluer le stade de tanner pour les testicules et la pilosité, chercher des caractères sexuels secondaires (voix aigüe, faible pilosité, fraisse gynoïde).
Il faut réaliser une palpation testiculaire. L'épididyme et le canal déférent doivent être perçus, et il faut traquer une douleur, des nodules, une déformation. Il faut éliminer une gynécomastie en réalisant une palpation mammaire. Enfin, il faut mesurer la taille des testicules à l'aide d'un orchidomètre de Prader, rechercher un varicocèle et vérifier la position du méat urinaire.

3) <u>Examens complémentaires :</u>

Pour l'homme et la femme il faut doser :
- LH, FSH, testostérone
- TSH
- Prolactine

Pour la femme il faut rajouter un dosage de l'œstradiol et une échographie pelvienne
Pour l'homme il faut rajouter deux spermogrammes à réaliser après 3j d'abstinence à 2 mois d'intervalle et une échographie testiculaire.
Ce panel d'examen permettra d'orienter vers une éventuelle étiologie.

Hirsutisme

1) <u>Interrogatoire</u>

Il faut chercher :
- Antécédents médicaux, gynécologiques, chirurgicaux, familiaux
- Prise de traitements, prise de toxiques

Concernant l'hirsutisme :
- Depuis quand : début de la puberté, à l'âge adulte ?
- Mode d'apparition ?
- Localisation : visage, dos, fesses, poitrines

Il faut chercher des signes associés :
- Acné : au niveau du visage et du dos
- Voix rauque
- Alopécie
- Dysménorrhée, cycles irréguliers
- Trouble de la libido, dyspareunie, sècheresse vaginale, bouffée de chaleur
- Douleur pelvienne
- Humeur labile, nervosité

2) <u>Examen clinique</u>

Il faut prendre les constantes, l'IMC et le tour de taille, réaliser une auscultation cardio-respiratoire classique. Il faut en plus réaliser un examen des organes génitaux externes à la rechercher d'une hypertrophie clitoridienne.
Une exploration biologique est requise, comprenant FSH, LH, œstradiol, testostérone, 17-oH progestérone. Le tout est complété par une échographie pelvienne.

3) Étiologies

Devant un hirsutisme, il y a 4 étiologies à suspecter : un syndrome des ovaires polykystiques, une hyperplasie congénitale des surrénale, un syndrome de cushing et une tumeur surrénalienne.
Le SOPK rassemble les signes cliniques suivant :
- Hyperandrogénie
- Dysménorrhée
- >20 follicules par ovaires ou des ovaires de plus de 10mL

L'hyperplasie congénitale des surrénale :
- Complet : insuffisance surrénalienne aigue
- Incomplet : trouble du cycle menstruel, hyperandrogénie chez la femme jeune

Syndrome de cushing :
- Amyotrophie musculaire
- Vergeture pourpre
- Bosse de bison
- Érythrose faciale
- Prise de poids

Tumeur surrénalienne : altération de l'état général.

Hypoalbuminémie

1) <u>Interrogatoire</u>

Il faut chercher :
- Antécédents médicaux personnels et familiaux d'hypertension artérielle mal contrôlée, néphropathie, cancer, d'anorexie mentale
- Antécédents de cancers
- Allergies
- Prise de traitement et de toxiques
- Mode de vie : activité sportive, alimentation

De plus, il faut chercher :
- Altération de l'état général
- Diminution des apports alimentaires
- Sueurs, frissons
- Signes fonctionnels urinaires, hématurie, œdème des membres inférieurs
- Signes digestifs tels que diarrhée, constipation, trouble du transit
- Signes d'insuffisance hépato-cellulaire : angiome stellaire, hippocratisme digital, leuconychie, ictère, érythrose palmaire

2) <u>Examen clinique</u>

Il faut prendre les constantes et réaliser un examen clinique complet comportant une auscultation cardio-respiratoire, une palpation abdominale à la recherche d'une hépatomégalie, et un examen neurologique de base.
De plus, il faut traquer une dénutrition en cherchant des critères phénotypiques de dénutrition :
- IMC <18
- Perte de 10% du poids de base en 6 mois

- Perte de 5% du poids de base en 1 mois

Et des critères étiologiques :
- Malabsorption
- Réduction des apports alimentaires

Il faut également réaliser un bilan biologique de base comportant :
- NFS, ionogramme, créatinine
- Bilan hépatique complet
- Bandelette urinaire

3) <u>Étiologie</u>

Les causes d'une hypoalbuminémie peuvent être les suivantes :
- Défaut d'apport : anorexie mentale, régime strict végétalien
- Défaut de production d'albumine : insuffisance hépatocellulaire
- Excès d'élimination : syndrome néphrotique
- Excès de perte digestive : entéropathie exsudative

Nodule et cancer thyroïdien

1) <u>Interrogatoire</u>

Il faut chercher :
- Antécédents médicaux personnels et familiaux
- Antécédents chirurgicaux, antécédents d'irradiation cervicale
- Prise de médicaments, prise de toxiques
- Allergies

Il faut caractériser le nodule
- Date d'apparition
- Évolution
- Taille, contour, consistance
- Douleur
- Unique, multiple
- Aspect inflammatoire en regard

Signes associés :
- Fièvre, frisson, sueurs
- Altération de l'état général
- Adénopathie axillaires, sus claviculaire

Signes compressifs :
- Dysphagie
- Dysphonie
- Trouble de la déglutition
- Syndrome cave supérieur

2) <u>Examen complémentaire</u>

Il faut doser la TSH et la T4L pour apprécier la fonction thyroïdienne. Il faut également réaliser une échographie pour classer le nodule selon la classification EU-TIRADS selon les critères suivants : irrégulier, anéchogène, forme ovalaire, microcalcifications.

La cytoponction apporte des arguments cytologiques quant à l'origine du nodule pour évaluer le risque de cancer selon la classification de Bethesda.
Selon les résultats, il faut organiser une surveillance échographique et cytologique voire une exérèse chirurgicale.

Obésité et surpoids

1) <u>Interrogatoire</u>

Il faut chercher :
- Antécédents personnels médicaux, psychiatriques, chirurgicaux, gynécologiques
- Prise de traitement, prise de toxiques
- Allergies
- Antécédents familiaux

Il faut préciser la prise de poids :
- Depuis quand ?
- Élément déclencheur
- Combien de kilogrammes pris
- Type d'obésité : gynoïde ou androïde
- Poids minimal, poids actuel, poids voulu
- Poids fluctuant ?

Il faut préciser le mode de vie du patient :
- Activité professionnelle, sédentarité
- Activité physique ?
- Alimentation ?
- Contexte socio-économique

2) <u>Examen clinique</u>

Il faut mesurer l'IMC er prendre le tour de taille : placer le mètre à mi-distance du rebord costal inférieur et l'épine iliaque supérieur.
Il faut chercher un syndrome métabolique :
- Doser une glycémie à jeun et une exploration des anomalies lipidiques
- Chercher une hypertension artérielle

Il faut chercher une hypothyroïdie :
- Frilosité

- Constipation
- Asthénie, insomnie
- Crampes, arthralgies
- Paresthésies

Il faut chercher un trouble du comportement alimentaire :
- Crampes
- Hyperphagie
- Techniques purgatoires
- Restriction alimentaire

Enfin, il faut chercher des complications :
- Syndrome d'apnée du sommeil
- Retentissement social

3) <u>Prise en charge</u>

Il faut impérativement modifier le mode de vie en pratique une activité physiques au moins 150 minutes par semaine, réduire la sédentarité et le temps passé assis, demandé un aménagement de poste si besoin. Concernant l'alimentation, il faut revenir à 3 repas par jour en prenant le temps de manger et en réduisant le grignotage et les repas devant un écran. Il faut favoriser les acides gras insaturés, limiter les acides gras saturés, la charcuterie et le fromage. Il n'y a pas d'aliment strictement proscrit pour ne pas créer de frustration. L'objectif initial est la perte de 5 à 10% du poids sur 6 à 12 mois.

En cas d'échec malgré une activité physique adapté et une alimentation saine, le recours à la chirurgie bariatrique est possible. Il faut expliquer les risques liés à la chirurgie et à l'anesthésie, les risques de carence et de dénutrition, de dumping syndrome, d'hypoglycémie post prandiale et les troubles digestifs. Les techniques chirurgicales sont les suivantes :
- Sleeve gastrectomie
- Bypass (avec un risque plus élevé de dumping syndrome)
- Anneau gastrique (moins utilisée)

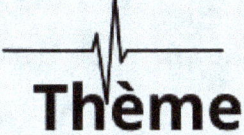

MALADIES INFECTIEUSES

Diarrhées et examens microbiologiques des selles

1) <u>Interrogatoire</u>
Il faut chercher :
- Antécédents médicaux
- Prise de traitement dont antibiotiques, prise de toxiques
- Allergies
- Mode de vie : voyage récent, randonnées, symptômes dans l'entourage

L'examen clinique doit chercher des signes fonctionnels et généraux :
- Signes fonctionnels urinaires : brulures mictionnelle, dysurie, pollakiurie
- Trouble du transit : diarrhée (sang, pus, glaires), constipation, douleur abdominale
- Prurit anal
- Éruption cutanée
- Fièvre, frisson, courbatures
- Altération de l'état général

Il faut caractériser les symptômes :
- Depuis quand
- Mode d'apparition
- Élément déclencheur
- Soulagé par une prise de traitement

Il faut réaliser :
- Prise des constantes
- Palpation abdominale et auscultation : défense, contracture, abolition des bruits hydroaériques, abdomen tendu
- Rechercher d'une splénomégalie
- Analyse tégumentaire

Il faut chercher des signes de gravité :
- Sepsis
- Trouble hydroélectrolytique, déshydratation
- Défense, signe clinique d'occlusion

2) <u>Examens complémentaires selon les pistes diagnostiques</u>

- NFS, CRP, ionogramme pour évaluer le retentissement général

La coproculture n'est pas systématique devant des diarrhées, elle n'est pas à réaliser si :
- Le tableau digestif dure depuis moins de 5 jours
- Il n'y a ni fièvre ni retentissement clinique
- Le patient ne présente pas de facteur de risque de complication
- Les selles sont moulées
- Pas de voyage récent

En cas de prescription d'une coproculture, il faut conserver les selles à température ambiante maximum 2h ou à -4°C pendant 24h. L'objectif est de chercher un germe responsable d'une diarrhée et d'établir un antibiogramme si besoin.

Pour rappel, l'aspect des diarrhées oriente vers le microbe responsable :
- Syndrome cholériforme : virus ou staphylocoque, Escherichia coli, choléra, clostridium
- Syndrome gastroentéritique : Salmonelle, Yersinia, Campylobacter, Escherichia coli
- Syndrome dysentérique : shigella, EHEC

Les examens parasitologiques des selles cherchent un parasite. Il faut réaliser 3 prélèvements de selles sur 3 jours différents à 2-3 jours d'intervalle. Il faut garder en tête qu'un EPS négatif n'élimine pas systématiquement le diagnostic si la suspicion est importante, du fait de l'excrétion intermittente de parasite : il faut refaire le prélèvement.

Pour dépister un clostridium difficile (suspecté après 3 jours d'hospitalisation ou après 3 mois d'antibiothérapie), il faut réaliser un test PCR et une recherche de toxines A ou B par test antigénique ou PCR.

3) Prise en charge :
Il faut introduire les précautions de contact pour les cas de Clostridium Difficile, et insister sur le lavage des mains au savon, et non au SHA.
Il faut suspecter une TIAC si 2 cas groupés présentent une diarrhée après le même repas : la déclaration à l'ARS est obligatoire.

Les traitements antibactériens sont pertinents pour les diarrhées à shigella, yersinia, Campylobacter : azithromycine per os pendant 3 jours ou ceftriaxone IV 3 jours en cas d'impossibilité PO.

Le clostridium difficile toxinogène nécessite un traitement par fidaxomicine seulement per os

Les parasitoses ne sont traitées qu'en cas de diarrhée causées par giarda intestinalis et Entamoeba hystolyca. Le reste demande seulement un traitement symptomatique en cas de retentissement clinique.

Morsure et piqures

1) <u>Interrogatoire</u>

Il faut chercher :
- Antécédents médicaux
- Prise de traitements et de toxiques
- Allergies, vaccinations à jour
- Mode de vie : voyage récent, contage animaux, randonnées en foret

Il faut caractériser la piqure ou la morsure :
- Temps écoulé depuis
- État de la plaie : profonde, purulente, œdème, rougeur, chaleur
- Localisation
- Animal responsable : connu ?
- Signes généraux associés : fièvre, frisson, adénopathies, altération de l'état général
- Signes fonctionnels associés : éruption cutanée, prurit

2) <u>Examens complémentaires selon la piste diagnostique</u>

Il faut évoquer :
- Paludisme : frottis goutte épaisse
- Pasteurellose (inflammation rapide en 3-6h) : culture sur prélèvement écoulement, hémocultures
- Maladie des griffes du chat = bartonellose (adénopathie unique, 2-3 semaine incubation) : sérologie (biopsie ganglionnaire si doute diagnostique

- Maladie de Lyme (borréliose) : pas d'examen complémentaire devant érythème migrant pathognomonique (rappel : éruption non prurigineuse)

3) PEC

Devant toute morsure de chien : allo centre anti rabique et lavage abondant avec antiseptiques.

En cas de morsure :
Il faut réaliser une exploration chirurgicale si la plaie est profonde avec lavage, parage et suture large (pour faciliter l'évacuation des œdèmes et des sécrétion séreuses). Il faut aussi réaliser un prélèvement chirurgical.
La prescription d'Augmentin est systématique devant toute morsure pour prévenir risque pasteurellose.
Déclaration par le propriétaire de l'animal dans la mairie du propriétaire avec rédaction d'un CMI si la victime veut porter plainte.

Maladie de Lyme :
- Il faut retirer tique le plus rapidement possible. La transmission du virus n'est pas systématique mais le risque augmente avec la durée du contact. Un bout de fragment resté engravé n'est pas forcément grave.
- Après le retrait, appliquer une solution de chlorhexidine sur le point de piqure.
- Surveillance pendant 1 mois et consultation en cas de développement d'un érythème annulaire.
- L'antibiothérapie est instaurée en cas d'érythème migrant : doxycycline pendant 14 jours (amoxicilline pour les enfants <8 ans)

Prévention :
- Port de vêtement longs et clairs (pour repérer les tiques) + tire tique à la maison

- Répulsifs cutanés sur les zones dénudées en zone tropicale +moustiquaire imprégnée

Bactérie multirésistantes aux antibiotiques

Les BMR sont généralement des entérobactéries, SARM, BLSE / BHRe, EPC (entérobactérie productrice de carbapénèmes). Il faut distinguer trois types de présence de BMR :
- Contamination : présence agent infectieux provenant de l'environnement
- Colonisation : présence agent infectieux sans symptômes
- Infection : présence agent avec symptômes

L'acquisition des BMR est favorisé par les hospitalisations et les antibiotiques qui modifient la flore intestinale.

1) <u>Interrogatoire</u>

Il faut chercher :
- Antécédents infectieux,
- Prise de médicaments et de toxiques,
- Allergies
- Mode de vie : voyages récents

Il faut savoir identifier une BMR sur un antibiogramme :
- Les SARM sont résistantes à la pénicilline et aux céphalosporines de 1ère génération
- Les BLSE sont résistantes à la pénicilline et aux céphalosporines de 3e génération

Il ne faut pas confondre les résistances naturelles et les résistances acquise : les staphylocoques blancs présentent une résistance naturelle aux pénicillines, et ne sont donc pas des BMR.

Il faut chercher les patients à risque de BMR :
- Patients ayant vécu des hospitalisations répétées ou vivant en EHPAD

- Antibiothérapie récente à large spectre (Augmentin)
- Exposition antérieure à BMR/BHRe
- Voyage récent en zone d'exposition BMR

Ces patients à risque nécessitent un dépistage et une antibiothérapie probabiliste en cas d'infection avec signes de gravité par recherche nasal et rectal (écouvillon). Le SARM est à portage nasal et les BLSE, les entérobactéries et les EPC sont à portage digestif (il faut une prescription PAR bactérie recherchée).

2) <u>Prise en charge</u>

La prise en charge doit comporter un isolement contact avec affichage signalétique sur la porte de la chambre : pour les colonisation et infections aux BMR (pas nécessaire si seulement contamination). Cet isolement s'accompagne d'une désinfection systématique au SHA et d'une désinfection du matériel utilisé.

Encore une fois, les antibiotiques ne sont pas systématiquement prescrits, il faut les introduire seulement en cas de signes de gravité. De plus, les colonisations à BMR ne sont jamais traitées sauf chez les femmes enceinte.

BAAR dans les crachats

Les BAAR sont des bacilles acido-alcoolo résistants, qui apparaissent en jaune sur fond rouge thiazine après grossissement x200.

   1) <u>Interrogatoire</u>

Il faut chercher :
- Antécédents infectieux (immunodépression, VIH),
- Prise de toxiques et médicaments (anti-TNF, corticoïdes, anti-rejet)
- Allergies,
- Mode de vie : migrants, précarité

L'examen clinique doit chercher des signes fonctionnels physiques et généraux
- Crachats hémoptoïque
- Toux
- Sueurs nocturnes
- AEG, fièvre vespérale
- Depuis quand, mode d'apparition, élément déclencheur, soulagé ou aggravé par éléments ?

Il faut savoir reconnaitre les populations à risque de tuberculose multi résistante :
- Pays de l'Est
- Antériorité d'un traitement contre la tuberculose (surtout en cas de mauvaise observance)
- Contage patient avec tuberculose multi-résistante

   2) <u>Examens complémentaires selon piste diagnostique</u>

Il faut systématiquement réaliser une radiographie thoracique de face et de profil à la recherche d'atteinte des segments apicaux, d'une excavation.
Il faut également réaliser une sérologie VIH après un consentement éclairé.

ECBC peut mettre en évidence une BAAR qui pose le diagnostic de tuberculose pulmonaire. Si le patient ne crache pas, on peut réaliser un tubage gastrique le matin à jeun sur 3 jours consécutifs ou un lavage bronco-aérique par fibroscopie si la suspicion diagnostique est importante mais que les précédents prélèvements restent négatifs.

De manière systématique, il faut réaliser une PCR, une culture et une recherche de résistance avec un antibiogramme (délai de quelques semaines).

   3) <u>Prise en charge</u>

Il faut introduire un isolement de type air : FFP2 pour les soignants, contacter le microbiologiste pour l'informer d'une suspicion clinique de tuberculose (vis-à-vis des prélèvement), et contacter le médecin traitant.

De plus, il ne faut pas oublier la déclaration obligatoire (télédéclaration qui permet de prévenir le CLAT) et la demande d'une ALD30 à la CPAM.

Il faut instaurer le traitement dès l'identification d'un BAAR : quadrithérapie INH + RMP + EMB + PZA pendant 2 mois puis bithérapie INH + RMP pendant 6 mois.

Dépistage du VIH positif

1) <u>Interrogatoire</u>

Il faut chercher :
- Antécédents infectieux (immunodépression)
- Prise de médicaments et de toxiques
- Allergies, vaccinations à jour
- Mode de vie : conduite sexuelle à risque, protection, partenaires multiples ? précarité ?

L'examen clinique doit chercher des signes fonctionnels physiques et des signes généraux :
- Éruption cutanée
- Ulcération des muqueuse (génitale, buccale, anale)
- Adénopathies
- Signes neurologiques : paresthésies, brulures
- AEG, fièvres, frissons

Il faut également réaliser :
- Un examen tégumentaire complet
- Une palpation abdominale avec une auscultation
- Un examen périnéal

2) <u>Examens complémentaires selon les pistes diagnostiques</u>

Il faut réaliser une sérologie VIH avec une mesure de la charge virale, ainsi qu'un dépistage des autres IST : VHB, VHC, syphilis, chlamydia (sur les urines), gonocoque (prélèvement urétral ou vaginal). En cas de charge virale importante (leucocyte <200) il faut réaliser une sérologie toxoplasmose.

Il faut également doser une NFS, un ionogramme, un bilan rénal et hépatique.

3) <u>Prise en charge</u>

Il faut penser à rassurer le patient, dédiaboliser le VIH : traitements efficaces qui permettent d'atteindre une charge virale nulle sans risque de transmission.

Il faut encourager le patient à prévenir ses partenaires (rupture du secret médical si le médecin le fait à sa place).

Il faut expliquer la différence entre le VIH et le stade SIDA, expliquer les modes de transmission (sexuelle, sanguine, materno-fœtale), expliquer que la protection est préférable même pour les fellations.

Pour les femmes, il faut expliquer l'impact sur les grossesses et les particularités de prise en charge.

Enfin, il faut transmettre au médecin traitant avec l'accord du patient et prévoir une consultation pour remettre les résultats de la sérologie. La déclaration auprès de l'ARS est obligatoire mais reste anonyme.

Brûlures mictionnelles

1) <u>Interrogatoire</u>

Il faut chercher :
- Antécédents gynécologiques, infectieux, médicaux (diabète)
- Prise de toxiques et de médicaments
- Allergies
- Mode de vie : conduite sexuelle à risque ?

Il faut caractériser l'épisode :
- Mode de début, progression, facteur aggravant ou améliorant ?
- Épisode similaire antérieur ?
- Fièvre, frissons ?
- Signes associés : caillots, hématurie macroscopique, douleur lombaire, trouble du transit, écoulement urétral, chancre ?

L'examen clinique doit comprendre :
- Examen abdominal avec palpation et auscultation
- Recherche d'un globe vésical
- Toucher rectal si besoin, palpation des bourses.

2) <u>Examen complémentaire selon les pistes diagnostiques</u>
- Prise systématique des constantes : TA, FC, T°, saturation
- Réalisation d'une BU et d'une ECBU
- Ionogramme, NFS à la recherche d'un syndrome inflammatoire biologique, créatinine à la recherche d'une insuffisance rénale aigue.
- Prélèvement en cas d'écoulement urétral
- Sérologie VHB, VIH, syphilis si conduite sexuelle à risque
- Échographie vésico-rénale si suspicion de PNA.

3) <u>Prise en charge :</u>
Pour les femmes :
- En cas de BU positive, le diagnostic de cystite est posé et nécessite un traitement ponctuel par fosfomycine trométamol en dose unique.
- En cas de BU négative : retour à domicile sans traitement.

Si les cystites sont à répétition (plus de 4 épisodes par an) : il est pertinent d'introduire un traitement prophylactique et d'expliquer les règles hygiéno-diététiques (uriner après rapport sexuel, hydratation, éviter de retenir les urines)

Pour les hommes :
- En cas de BU positive, le diagnostic de prostatite est posé et nécessite un traitement par fluoroquinolone et une réévaluation à 72h.
- En cas de BU négative, il faut réaliser un ECBU. S'il revient positif, le diagnostic de prostatite est posé. Sinon, retour à domicile sans traitement

Dans le cas d'une pyélonéphrite (douleur lombaire, fièvre, brulures mictionnelles), il faut systématiquement chercher des facteurs de risques de complications :
- Sexe masculin
- Age >75 ans ou >65 ans et score fragilité de Fried >3
- Grossesse
- Uropathie
- Immunodépression
- I

Ensuite, il faut chercher les risques de BLSE :
- Antibiothérapie récente
- Voyage récent

- Antécédents d'infection à BLSE

Enfin, il faut chercher des signes de choc :
- Sepsis
- Marbrure, TRC allongé, froideur des extrémités
- Oligurie

La prise en charge est codifiée selon la gravité de la pyélonéphrite, ses éventuelles complications et le risque de BLSE.

En cas de PNA simple :
- Pas de nécessité de réalisation des hémocultures, ni de NFS ou de CRP.
- Une échographie seule est nécessaire
- Le traitement comporte des fluoroquinolones pendant 7 jours ou des C3G IV pendant 7j avec une réévaluation à 72h.

En cas de PNA compliquée non grave :
- La NFS et la CRP sont dosées systématiquement
- Les hémocultures ne sont pas obligatoires
- Il faut réaliser un uroscanner dans les 24h
- Le traitement comporte des C3G IV pendant 14 jours.

En cas de PNA compliquée grave :
- La NFS, la CRP et les hémocultures sont dosées systématiquement
- L'uroscanner est réalisé avec une échographie
- Le traitement est fonction de la présence d'un choc ou d'un risque BLSE :
    - Sans choc ni BLSE : C3G + amikacine pendant 14j en IV
    - Sans choc mais risque de BLSE : carbapénème et amikacine 14j en IV
    - Avec choc et sans BLSE : pipéracilline et amikacine 14j en IV
    - Avec choc et risque de BLSA : carbapénème et amikacine 14J en IV.

Écoulement urétral

Un écoulement urétral doit faire penser en priorité à une IST.
   1) <u>Interrogatoire</u>
Il faut chercher :
- Antécédents médicaux, grossesse
- Prise de toxiques, prise de traitements
- Allergies
- Mode de vie : conduite sexuelle à risque, origine géographique,

Il faut caractériser l'écoulement :
- Mode de début, progression
- Facteurs aggravants ou améliorants
- Type d'écoulement : couleur, odeur, abondance
- Signes associés : brulures mictionnelles, trouble du transit, ulcération des muqueuses, éruptions cutanées, troubles neurologiques (paresthésies, troubles visuels)
- Signes généraux : fièvre, altération de l'état général

L'examen clinique doit être effectué avec des gants, et doit comporter :
- Examen abdominal avec auscultation
- Analyse complète du tégument
- Examen des organes génitaux externes
- Examen neurologique

   2) <u>Explorations complémentaires selon les pistes diagnostiques</u>
Si l'écoulement est toujours présent, il faut réaliser un prélèvement et une culture à la recherche d'un gonocoque (accompagné d'un antibiogramme).

Il faut également réaliser une PCR sur le 1ᵉʳ jet d'urine à la recherche d'une chlamydia ainsi qu'un auto-prélèvement anal.

Sur une prise de sang, il faut demander une NFS, CRP, des sérologies VIH, VHB, syphilis (avec l'accord du patient).

3) <u>Prise en charge</u>

Il faut encourager le patient à prévenir ses partenaires en cas de découverte d'IST. Selon les résultats, les prises en charges varient :
- Si la recherche de syphilis revient positive : administration de pénicilline G en dose unique, ou en IV 14j en cas de signes de neurosyphilis.
- Si la recherche de chlamydia revient positive : administration de doxycycline pendant 7 jours avec un recontrôle sérologique et clinique à la fin du traitement.
- Si la recherche de gonocoque revient positive : administration de C3G pendant 7 jours et recontrôle sérologique uniquement.
- Si la recherche de VIH revient positive : cf fiche « dépistage du VIH positif ».

Il faut proposer systématiquement les vaccinations suivantes :
- VHB, VHA
- HPV : pour les filles et les garçons entre 15-19 ans, les homosexuels hommes jusqu' 26 ans.

Des IST récurrentes doivent faire rechercher des situations de maltraitance (prostitution forcée, violences conjugales, précarité...).

Hémocultures positives

1) <u>Interrogatoire</u>

Il faut chercher :
- Antécédents infectieux, chirurgicaux
- Prise de médicaments, prise de toxiques
- Allergies, vaccinations à jours
- Mode de vie : voyage récent, contage récent, animaux dans l'entourage

Il faut également chercher des signes associés fonctionnels et généraux :
- Arthralgies
- Céphalées, raideur de nuque
- Signes fonctionnels urinaires
- Trouble du transit
- Dyspnée
- Fièvre, frisson
- Altération de l'état général
- Adénopathie

L'examen clinique doit comporter :
- La prise des constantes
- Auscultation cardiaque à la recherche d'un souffle, d'une arythmie
- Auscultation respiratoire à la recherche d'un foyer de crépitant, d'un souffle tubaire, d'une diminution du murmure vésical
- Examen complet du tégument
- Examen abdominal avec auscultation, recherche d'hépatosplénomégalie
- Examen neurologique complet, palpation des reliefs épineux des vertèbres

Il faut éliminer les situations d'urgence en calculant le score qSOFA à la recherche d'un sepsis, voire d'un choc septique (sepsis sans réponse au remplissage).

2) <u>Examens complémentaires selon les pistes diagnostiques</u>

Systématiquement, il faut demander une NFS, une CRP, un ionogramme et d'autres examens en fonction des points d'appel :
- Point d'appel articulaire : radiographie de l'articulation et ponction articulaire
- Point d'appel cardiaque : ECG et ETT avec 3 paires d'hémocultures, et fond d'œil systématique en cas de fongémie à candida.
- Point d'appel pulmonaire : radiographie thoracique
- Point d'appel urinaire : BU et ECBU, échographie vésico-rénale
- Point d'appel méningé : ponction lombaire.

3) <u>Prise en charge</u>

Selon la suspicion diagnostique, il faut penser à mettre en place un isolement gouttelette (méningite). Il faut dépister les patients avec un terrain à risque : immunodéprimé, âgé, comorbidité, nourrisson. La fièvre doit faire rechercher une déshydratation (ionogramme, clinique).

Systématiquement, toute hémoculture positive nécessite un traitement. En cas de signes de gravité associé, il faut rajouter un aminoside.

La déclaration obligatoire anonymisée d'une hémoculture positive est à faire pour les germes suivants : listéria et méningocoque.

Rappel concernant le cathéter :

Le retrait des cathéters de courte durée est systématique devant des hémocultures positive. En revanche, il est indiqué pour le cathéter de longue durée si :
- Présence d'un sepsis
- Signes inflammatoires locaux : rougeur, œdème, chaleur au point du cathéter.
- PAC non utilisé
- Septicémie à staphylocoque aureus ou fongémie à candida
- Bactériémie persistante malgré un traitement.

Accès palustre

Il faut connaitre les zones d'endémies palustres : Amérique du sud, Amérique centrale, Afrique subsaharienne, Inde.

1) <u>Interrogatoire</u>

Il faut chercher :
- Antécédents infectieux, d'immunodépression, psychiatrique
- Prise de traitements (corticoïdes, immunosuppresseurs, prophylaxie paludique), prise de toxiques.
- Allergies, calendrier vaccinal à jour ?
- Mode de vie : voyage récent notamment en zone endémique, baignade en eau douce, conduite sexuelle à risque

Il faut chercher des signes fonctionnels et généraux :
- Douleur abdominale, diarrhée, constipation
- Vomissements, nausées
- Signes fonctionnels urinaires
- Ictère clinique
- Confusion
- Éruption cutanée
- Fièvre, frisson, sueurs
- Altération de l'état général : perte de poids, perte d'appétit, fatigue.
- Adénopathies

L'examen clinique doit comporter :
- Prise des constantes.
- Examen abdominal avec palpation, inspection, percussion, auscultation à la recherche d'une défense, d'une contracture, d'une diminution des bruits hydroaériques, d'une splénomégalie.

- Auscultation cardio-respiratoire à la recherche d'un souffle, d'une arythmie, d'un foyer de crépitants, d'un épanchement.
- Examen neurologique complet.
- Examen tégumentaire complet.

2) <u>Examens complémentaires selon les pistes diagnostiques</u>

Toute fièvre retour de voyage est un paludisme jusqu'à preuve du contraire et justifier la réalisation d'un frottis goutte épaisse dans un délai de 2 heures.
De plus, pour évaluer la gravité et la nécessité d'hospitalisation, il faut doser :
- NFS, CRP
- Ionogramme, glycémie à jeun.
- Bilan hépatique : ASAT, ALAT, bilirubine totale et conjuguée
- Parasitémie
- Lactate
- Sérologie VIH
- Hémoculture
- BhCG pour les femmes en âge de procréer
- ECG pour chercher allongement du QT pré thérapeutique

3) <u>Prise en charge</u>

Toute recherche positive impose un traitement avec une surveillance à 2h à la recherche de vomissements.

Il faut chercher systématiquement les critères d'hospitalisation :
- Vomissement
- Contexte socio-économique difficile
- Thrombopénie (<50G/L)
- Enfant jeune, patient à risque.

Il faut également chercher les signes de gravité qui orientent la prise en charge en réanimation et justifie le traitement par artésunate IV :
- Défaillance neurologique
- Défaillance cardiaque : PAS 80, lactate >2
- Insuffisance rénale : créatinine >150
- Hémorragie, anémie profonde
- Défaillance respiratoire
- Ictère clinique ou biologique avec bilirubine >50
- Hypoglycémie
- Parasitémie >4%

Les traitements du paludisme sont :
- Non compliqué et sans vomissements : artéméther-luméfantrine ou artéméther-pipéraquone per os.
- Non compliqué avec vomissement : quinine IV
- Grave : artésunate IV.

Le suivi évalue l'observance et l'état clinique et biologique :
- Clinique : température, signes cliniques initiaux, troubles digestifs
- Biologique : frottis goutte épaisse à réaliser à J3, J7, J28 avec pour objectif la négativation du frottis à j7, sinon le risque de rechute est important.
- En cas de traitement par artésunate, il faut doser une NFS à j7, j14, j21, j28 à la recherche d'une hémolyse post artésunate : dyspnée, pâleur, fièvre, hémoglobinurie.

Il faut rassurer le patient. Certes, le paludisme est une maladie qui fait « peur », mais la prise en charge est efficace et les rechutes sont rares. On suspecte une rechute devant la recrudescence des symptômes, la fièvre, et un frottis positif avec des formes asexuée. La déclaration à l'ARS est obligatoire et anonyme.

Dépistage et conseils IST

1) <u>Interrogatoire</u>
Il faut chercher :
- Antécédents infectieux, immunodépression, grossesse
- Prise de toxique, prise de traitement
- Allergies, vaccinations à jours
- Mode de vie : conduite sexuelle à risque, nombre de partenaire

Il faut chercher également des signes fonctionnels physiques et généraux :
- Éruption cutanée
- Ulcération muqueuse
- Prurit
- Signes neurologiques : paresthésie, hémiplégie, confusion
- Écoulement urétral
- Signe fonctionnel urinaire
- Trouble digestif
- Altération de l'état général
- Fièvre, frisson, sueurs
- Adénopathies

Il faut caractériser l'exposition au risque :
- Date et horaire du dernier rapport
- Partenaire connu
- Conditions du rapport : festive, prise de substance, agression

L'examen clinique doit comporter :
- Prise de constantes
- Examen tégumentaire complet

- Examen périnéal : inflammation, chancre, condylome
- Examen neurologique : Glasgow, désorientation temporo spatiale, paire crâniennes, reflexe ostéotendineux
- Examen abdominal comportement inspection, auscultation, palpation, percussion à la rechercher d'une splénomégalie
- Palpation des zones ganglionnaires

2) <u>Examens complémentaires selon les pistes diagnostiques</u>

En cas de suspicion de syphilis (présence d'un chancre) :
- TPHA, VLDR
- NFS, CRP
- Ionogramme
- Créatinine

En cas de suspicion de VIH :
- NFS, CRP
- Sérologie VIH à refaire à 3 mois si la première est négative
- Charge virale
- Prévention des maladies opportuniste au stade sida : tuberculose, toxoplasmose, candidose

En cas de suspicion VHB ou VHC :
- Bilan hépatique comprenant ASAT/ALAT, bilirubine
- Échographie hépatique

En cas de suspicion chlamydia ou gonocoque
- PCR sur 1er jet d'urine
- Prélèvement urétral ou vaginal

3) <u>Prise en charge</u>

Il faut traiter les partenaires si cela est possible.

Pour les patients exposés au VIH, le traitement doit idéalement être introduit dans les 4h jusqu'à 48h post exposition et introduire un vaccin contre le VHB dans les 72h.
L'exposition à la syphilis nécessite un traitement d'emblée si l'exposition est inférieure à 6 semaine ou alors une sérologie suivie d'un traitement si besoin si l'exposition est supérieure à 6 semaines.
L'exposition à chlamydia nécessite un traitement d'emblée tandis que l'exposition au gonocoque nécessite un dépistage préalable suivi d'un traitement si nécessaire.

Pour les patients à haut risque d'exposition au VIH, il est important de les orienter vers des CeGIDD et des CPEF (centre de planification d'éducation familiale). Il est important de proposer la PreP qui consiste en un traitement per os à prendre tous les jours, une sérologie VIH pré thérapeutique ainsi qu'un 1 mois puis tous les 3 mois pour le suivi du traitement.

Consultation des voyageurs

1) <u>Interrogatoire</u>

Il faut chercher :
- Antécédents infectieux, psychiatrique, immunodépression
- Prise de toxique, prise de médicament
- Allergies, vaccinations à jour
- Mode de vie : profession, voyage récent, conduite sexuelle à risque, contexte socio-économique
- Voyage : type de voyage, durée, encadrement, transport.

En fonction des zones, il existe des vaccins obligatoires :
- Anti amarile : pour les zones d'Amérique du Sud, d'Afrique subsaharienne à faire dans un centre agréé de vaccinations internationales. L'effet s'installe en 10 jours puis est valable à vie.
- Anti-méningocoque tétravalent : pour les pèlerinages en Arabie Saoudite
- Covid 19 selon recommandations locales

Vaccins recommandés non obligatoires
- VHA : dès 1 an
- Typhoïde : dès 2 ans, pour les séjours prolongés dans pays à bas niveau d'hygiène comme l'Inde
- VHB
- Rage : vaccination pré exposition (ne dispense pas de la vaccination post expo en cas de morsure, mais simplifie le schéma d'administration)

L'examen clinique doit comporter :
- Auscultation cardio-respiratoire
- Examen abdominale complet comportant la recherche d'une hépatosplénomégalie

- Examen neurologique
- Examen complet du tégument.

2) <u>Examens complémentaires selon les pistes diagnostiques</u>
   a) Paludisme :

Les zones d'Amérique du Sud, d'Amérique Centrale, d'Afrique subsaharienne et d'Inde sont à fort risque de paludisme. Il est donc important d'introduire une prophylaxie antipaludéenne pour les voyageurs de ces zones.
- Atovaquone-proguanil doit se prendre quotidiennement pendant la totalité du séjour jusqu'à 1 semaine après le retour.
- Doxycycline doit se prendre quotidiennement pendant la totalité du séjour jusqu'à 4 semaines après le retour. Ce traitement peut être à risque de photosensibilité.
- Méfloquine doit se prendre de façon hebdomadaire 10 jours avant le séjour, pendant la totalité du séjour et jusqu'à 3 semaines après le retour. Les antécédents psychiatrique, l'allaitement, et l'âge jeune contre indiquent la prise de méfloquine.

   b) Diarrhées

Il faut distinguer la diarrhée du voyageur qui est une atteinte bénigne dès le début du séjour des autres diarrhées témoignant une infection. En cas de diarrhées persistantes au retour de voyage :
- Si fébrile il faut suspecter un paludisme -> frottis-goutte épaisse
- Si dysentérique il faut suspecter une infection à shigella, EHEC -> coproculture, VHA/VHE, salmonella

- Si apyrétique il faut suspecter une atteinte parasitaire par giardose, amoebose, helminthose (hyperéosinophilie) -> EPS, NFS

3) <u>Prise en charge</u>

L'éducation thérapeutique est primordiale. Elle explique la nécessite de protection personnelle par vêtement couvrant, moustiquaire imprégnées, application de répulsifs dans les zones cutanées découvertes et l'importance de l'auto-inspection des téguments

Il faut également expliquer les règles hygiéno-diététiques : lavage de main avant les repas, peler les légumes et les fruits, bien cuire les viandes et le poissons, éviter les baignades en eau douce, éviter le contact des pieds nus avec le sable, préférer les chaussures fermées.

Avant le voyage, il faut constituer une trousse de premier soin comportant des antiseptiques, des pansements, des antalgiques et des antidiarrhéiques. Il faut garder ses ordonnances sur soi et contracter une assurance rapatriement.

En cas de morsure :
Lavage eau et savon doux immédiatement avec désinfection à l'antiseptique. En cas de plaie profonde, il faut consulter en urgence pour un éventuel parage avec suture large. Les antibiotiques ne sont pas systématiques.

Prescription des antibiotiques

1) <u>Évaluer l'observance</u>
Il faut vérifier que le patient a bien compris :
- Objectifs du traitement
- Modalités du traitement
- Effets indésirables possibles : rifampicine colore les urines et les sécrétions en oranges, pyrazinamide entraine des hyperuricémie.

Il faut également vérifier les prises sans culpabiliser (« il est difficile de prendre des médicaments tous les jours, cela vous arrive-t-il d'oublier ? »), nombre de boites consommées.

2) <u>Prescription contrôlée :</u>
Il faut connaitre les situations de non-indications
- Colonisation urinaire (sauf femme enceinte ou patient immunodéprimé) : l'ECBU n'est pas réalisé systématiquement et les antibiotiques ne sont pas prescrits.
- Colonisation cutanée : les prélèvements par écouvillons des plaies ne sont pas nécessaires.
- Colonisation broncho-pulmonaire d'un patient avec pathologie respiratoire chronique
- Syndrome inflammatoire isolé sans symptômes.

Contre-indications et effets indésirables
- Allergie : demander une consultation allergologue si le contexte est peu clair
    - Hypersensibilité immédiate (anaphylaxie) : urticaire, érythème, malaise, hypoTA, angio-oedeme, bronchospasme

- o Hypersensibilité retardée : décollement (Nikolski), tableau systémique

Il faut connaitre les règles de prescriptions communes :
- La grande majorité des antibiotiques sont prescrits pour 7 jours
- Il faut chercher systématiquement une grossesse ou une situation d'allaitement
- Chercher une situation d'immunodépression
- Noter le poids, l'âge
- Chercher une prise récente d'antibiotiques
- Chercher un risque de trouble de déglutition
- Chercher une insuffisance hépatique ou rénale, une notion de déficit en enzyme G6PD
- Chercher un QT long à l'ECG (contre-indique les macrolides).

Toute prescription d'antibiotiques est réévaluée systématiquement à 48-72h, avec une adaptation à l'antibiogramme et une évaluation clinique de la tolérance de l'antibiotique (diarrhée, confusion, neuropathies).
RÉÉVALUATION SYSTÉMATIQUE À 48-72h +/- adaptation à l'ATBg

3) <u>Médicaments spécifiques</u>
a) Focus sur les traitements contre le VIH

L'objectif est de rendre la charge virale indétectable pour limiter la transmission (pas de transmission si la charge virale est indétectable après 6 mois de traitements). Le traitement cherche également à restaurer les défenses immunitaires pour maintenir un taux de LT >500 et éviter les maladies dues au SIDA.
La prise du traitement est journalière, par un comprimé qui contient 3 médicaments, à n'importe quel moment de la journée. Le traitement est prescrit à vie, et l'observance garantit l'absence de transmission.
Il faut penser à demander l'ADL30 auprès de la CPAM pour une prise en charge à 100%.

b) Traitement antituberculeux

Il faut s'assurer de l'observance pour éviter les risques de développement de résistance : coloration urine, hyperuricémie, nombre de boites utilisée.

Le traitement se prend en une fois, à distance des repas pour éviter la modification par l'absorption.

4) Prescription de dosage médicamenteux
- Surveillance efficacité
- Surveillance risque toxicité
- Adapter les posologies
- Vérifier l'observance

Pour les antibiotiques à activité temps dépendant, il faut doser le taux résiduel.

Pour les antibiotiques à activité concentration dépendante, il faut doser le taux du pic.

Ectoparasitose

1) <u>Interrogatoire</u>
Il faut chercher :
- Antécédents infectieux, immunodéprimé
- Prise de traitement, pris de toxiques
- Allergies, vaccinations à jour
- Mode de vie : voyage récent, contage récent, animaux dans l'entourage, repas inhabituel, baignade en eau douce, randonnée, vie en institution, symptômes dans l'entourage, conduite sexuelle à risque

Il faut également chercher des signes fonctionnels physiques et généraux :
- Signes fonctionnels urinaires
- Troubles du transit
- Douleur abdominale
- Vomissements, nausées
- Prurit : nocturne, zone privilégiée
- Altération de l'état général
- Fièvre frisson
- Adénopathies
- Sueurs nocturnes

L'examen clinique doit comporter :
- Examen abdominal à la recherche d'une défense, contracture, splénomégalie
- Périnéal : aspect des muqueuses, marge anale
- Examen tégumentaire : chercher sillon scabieux, nodule perlé

2) <u>Examens complémentaires selon les pistes diagnostiques</u>

Une suspicion de gale ne doit pas faire réaliser d'examens complémentaires. Le diagnostic est posé grâce à l'examen clinique qui met en évidence des signes indirects : sillon scabieux, nodules perlés. Devant une gale hyperkératosique, il faut tout de même chercher une immunodépression (NFS).
Le bilan d'IST est systématique.

3) <u>Prise en charge</u>
En cas de suspicion de gale :
Le traitement comporte 2 prises d'ivermectine à 7j d'intervalle (pas actif sur les œufs), avec un traitement systématique de tous les cas contacts et la mise en place d'un isolement contact en hospitalisation.
Il faut décontaminer le linge et la literie à 60° et prévoir une éviction de la communauté de 3j.
En cas de suspicion de pédiculose :
Pour les pédiculoses corporelles, le traitement est local par benzoate de benzyle. Il doit s'appliquer sur tout le corps sauf le visage. Il est contre indiqué chez les nourrissons.
Pour les pédiculoses du cuir chevelu : application d'un corps gras (diméticone) à laisser poser puis éliminer les poux et les lente manuelle grâce à un peigne fin puis application de shampoing. Le traitement est à renouveler à 7 jour.
Les cas contacts doivent être traités seulement s'ils sont symptomatiques.

Thème

NÉPHROLOGIE-UROLOGIE

Hématurie

1) <u>Interrogatoire</u>

Il faut chercher :
- Antécédents médicaux et chirurgicaux, familiaux, date des dernières règles ?
- Prise de toxiques, prise de médicaments (surtout anticoagulants)
- Allergies, vaccinations à jour
- Mode de vie : profession, sédentarité, origine ethnique africaine ?

Il faut caractériser l'épisode d'hématurie :
- Depuis quand, mode d'apparition
- Élément déclencheur ? contexte traumatique ?
- Hématurie initiale, terminale ou totale ? présence de caillots ?

Il faut chercher des signes associés :
- Brulures mictionnelles
- Pollakiurie, nycturie, dysurie
- Trouble de la vidange : sensation de vessie pleine, gouttes retardataires
- Incontinence
- Altération de l'état général
- Fièvre, frissons
- Douleur hypogastrique

L'examen clinique doit comporter :
- Prise des constantes

- Recherche de signes de choc : oligurie, signes de cœur droits, hypoperfusion périphérique
- Examen neurologique : Glasgow
- Examen abdominal complet avec recherche de globe vésical : matité sus pubienne, voussure hypogastrique
- Auscultation cardio-respiratoire
- Examen des OGE

2) <u>Examens complémentaires selon les pistes diagnostiques</u>

Il faut demander une BU pour confirmer l'hématurie, hors périodes de règle : confirmée su >10 hématies au mm^3 ou plus de 10^4/mL.
Systématiquement, il faut réaliser un bilan sanguin comportant :
- NFS, plaquettes
- Bilan de coagulation : TP, TCA, INR si prise d'AVK
- Groupage ABO, Rh, RAI

En cas d'hématurie macroscopique, il faut demander un bilan urologique :
- Créatinine et DFG
- ECBU et cytologie urinaire
- Échographie des voies urinaires
- Uroscanner selon les résultats de l'échographie.

En cas d'hématurie microscopique, il faut demander un bilan néphrologique :
- Ponction biopsie rénale
- Créatinine et mesure du DFG
- ECBU, cytologie urinaire
- Échographie urinaire
- Protéinurie et créatinurie

Les hématuries macroscopies peuvent révéler des tumeurs vésicale ou rénales, la présence de lithiase. Les hématuries microscopiques peuvent révéler des glomérulopathies, des syndromes hémolytiques urémique, des néphropathies secondaires aux médicaments, des polykystoses.

3) Prise en charge

Pour les globes sur hématurie caillotante, la prise en charge doit être rapide et efficace, par la mise en place d'une sonde vésicale à double courant et lavage au sérum physiologique pour faciliter le décaillotage.

Analyse ECBU

Rappel sur la réalisation d'un ECBU :
- Lavage des mains
- Toilette intime en un seul coup de l'avant vers l'arrière avec une lingette imbibée d'antiseptique.
- Premier jet d'urine aux toilettes
- Le reste des urines est à faire dans le pot qui est stérile : éviter de toucher les bords du pot.
- Les urines peuvent être conservée 2h à température ambiante ou 24h à 4°C.

Il faut apprécier :
- L'aspect des urines
- La quantité d'urine

L'ECBU rechercher :
- Leucocyturie
- Bactériurie
- Hématies
- Cellules épithéliales
- Cristaux
- Cylindres
- Levure

Les seuils significatifs rendant l'analyse d'un ECBU possible sont les suivants :
- Leucocyturie $>10^4$ mL
- Hématies $> 10^4$ mL ou 10/mm^3
- Bactéries : $>10^3$ pour les femmes ($>10^5$ sur une sonde), 10^3 pour les hommes si l'on recherche Escherichia coli ou des germes saprophytes et

>10^4 pour les hommes si l'on recherche une entérobactérie.

Torsion testiculaire

La torsion testiculaire est une urgence chirurgicale qui doit être prise en charge dans les 6h, sans nécessité d'examen complémentaire. Il faut avoir le réflexe d'appeler le chirurgien urologue de garde et faire signer le consentement chirurgical au patient ou à ses parents s'il est mineur.

Les risques d'une torsion testiculaire non prise en charge à temps sont :
- L'ischémie
- La nécrose testiculaire
- L'atrophie testiculaire : peut persister même après la détorsion.
- L'hypofertilité

1) <u>Interrogatoire</u>
L'interrogatoire doit être bref et rapide, et ne pas ralentir la prise en charge. Il faut chercher :
- Antécédents médicaux et chirurgicaux
- Antécédent d'épisode similaire
- Prise de traitement, prise de toxiques
- Allergies

2) <u>Reconnaitre une torsion testiculaire</u>
Le diagnostic est clinique et repose sur la présence de signes unilatéraux :
- Abolition du réflexe crémastérien
- Position du gouverneur : testicule ascensionné, anneau inguinal rétracté
- Bourse douloureuse

- Signe de Prehn négatif : pas de soulagement à la suspension du testicule (permet d'éliminer le diagnostic différentiel d'épididymite)

L'examen clinique des bourses doit être bilatéral et comparatif.

3) <u>Prise en charge chirurgicale</u>

La détorsion nécessite une exploration chirurgicale. On en profite pour explorer le testicule controlatéral. L'orchidoplexie consiste en une fixation du testicule pour éviter les récidives.

L'orchidectomie est réalisée si le testicule est non viable. Le chirurgien pose une prothèse en différée lors d'une seconde intervention pour limiter le risque infectieux.

Élévation de la créatinine

1) <u>Interrogatoire</u>

Il faut chercher :
- Antécédents médicaux : insuffisance rénale aigue ou chronique, hypertension artérielle, polykystose, diabète
- Prise de traitement : IEC, AINS, ARA2
- Prise de toxiques
- Allergies

Il faut chercher des signes associés :
- Douleur lombaire, douleur abdominale
- Signes fonctionnels urinaires, hématurie, globe vésical
- Trouble du transit
- Déshydratation, signes de surcharge
- Signes de gravité : signes d'insuffisance ventriculaire droite, oligurie, hypoperfusion périphérique, oligurie

L'examen clinique comporte :
- Prise de constante
- Examen abdominal
- Examen cardio-respiratoire

2) <u>Examens complémentaires</u>

Il faut demander systématiquement :
- NFS, plaquette
- Urée, créatinine, ionogramme
- Bilan phospho-calcique
- Créatininurie
- Échographie rénale à la recherche d'une obstruction
- ECG

Ces examens complémentaires permettent d'orienter vers une insuffisance rénale chronique ou aigue :
- Présence d'une anémie témoigne d'une insuffisance rénale chronique
- Présence d'une hypocalcémie témoigne d'une insuffisance rénale chronique
- Dosages précédents de créatinine
- Échographie : atrophie rénale témoigne d'une insuffisance rénale chronique

Les résultats des analyses d'urines orientent vers l'origine fonctionnelle ou organique de l'insuffisance rénale aigue :

	Fonctionnelle	Organique
Na(U)/K(U)	<1	>1
FE (Na)	<1%	>1%
Na (U)	<20 mmol	>40 mmol
Créatinine (U)/créatinine (P)	>30%	<30%

Anomalie des bourses

1) <u>Pistes diagnostiques et interrogatoire</u>

Il faut chercher :
- Antécédents médicaux personnels et familiaux, antécédents de tumeurs, de cryptorchidie, d'ectopie testiculaire, d'atrophie testiculaire
- Prise de toxiques (cannabis), prise de médicaments
- Allergies

Il faut caractériser l'anomalie :
- Depuis quand$
- Mode d'apparition
- Éléments favorisants ou aggravants

Il faut également chercher des signes associés fonctionnels et généraux :
- Douleur
- Vomissements, nausées
- Altération de l'état général
- Fièvre, frisson
- Troubles érectile et éjaculatoires
- Trouble de fertilité, gynécomastie
- Adénopathie

L'examen clinique doit comporter :
- Palpation des bourses à la recherche d'une masse, température, douleur à la palpation, sensation de bourse vides
- Inspection des OGE : testicules asymétriques, couleur, taille
- Inspection zones périnéales
- Palpations des aires ganglionnaires inguinales

2) Examens complémentaires

Devant une anomalie des bourses, il faut réaliser en premier une échographie testiculaire à la recherche d'une varicocèle, d'un hydrocèle, d'un kyste, d'une masse solide. Il faut compléter l'échographie par un doppler pour mettre en évidence une éventuelle torsion (ischémie).

La transillumination permet de confirmer le diagnostic d'hydrocèle.

Il faut également doser dans le sang :
- CRP
- Ionogramme
- NFS
- Marqueurs tumoraux : HCG, AFP
- BU, ECBU

Et réaliser un spermogramme en cas de problèmes de fertilité : à faire après 72h d'abstinence et à refaire à 3 mois d'intervalle.

3) Prise en charge

En cas de torsion testiculaire : CF fiche torsion testiculaire

En cas de varicocèle ou d'hydrocèle : pas de prise en charge si le patient n'est pas gêné.

En cas de suspicion de cancer : orchidectomie d'emblée, sans réalisation de biopsie pour éviter le risque de dissémination, accompagné d'un bilan d'extension (TDM-TAP).

Comment réaliser une transillumination :
- Il faut recueillir le consentement éclairé et expliquer au patient l'intérêt d'un tel examen.
- Le patient est en position allongée ou debout et écarte les jambes.
- Utilisation d'une lampe de poche pour éliminer le scrotum et analyser la transmission de la lumière au travers :

- La transillumination est dite positive si la lumière passe, et révèle une masse liquide (hydrocèle)
- La transillumination est dite négative si la lumière ne passe pas et révèle une masse solide : cancer ?

Poser le diagnostic d'une varicocèle :
- Le patient est debout, ce qui permet d'accentuer la pression veineuse.
- En cas de veines dilatées, on peut palper un « sac de vers »
- La manœuvre de Valsalva (inspiration profonde puis pousser vers le bas comme pour une défécation) permet d'augmenter la pression intra-abdominale. Si la dilatation est augmentée, le diagnostic de varicocèle est fortement suggéré.
- La disparition ou la diminution de la dilatation à l'allongement du patient confirme le diagnostic de varicocèle.

Anomalie du toucher rectal

1) <u>Interrogatoire</u>

Il faut chercher :
- Antécédents médicaux personnels et familiaux, antécédents de cancers
- Prise de médicaments, prise de toxiques
- Facteur de risque de cancer de prostate : ethnie, exposition professionnelle, syndrome métabolique

2) <u>Type d'anomalie au toucher rectal</u>

Un toucher rectal peut révéler un cancer de la prostate ou une hypertrophie bénigne de la prostate.
Le cancer de la prostate est révélé par une masse dure et pierreuse au toucher rectal, tandis que l'hypertrophie bénigne est révélée par une grosse prostate, de consistance molle avec une disparition du sillon.

En cas d'anomalie évoquant un cancer, il faut chercher :
- Altération de l'état général
- Fièvre chronique
- Adénopathies : inguinales, membres inférieurs
- Hépatomégalie, splénomégalie
- Point d'appel métastatique : douleurs osseuses, dyspnée
- Signes cliniques urinaires : trouble de la vidange, dysurie, brulure mictionnelle

En cas d'anomalie évoquant une hypertrophie bénigne de la prostate, il faut chercher :
- Symptômes urinaires pré-mictionnel, pendant la miction et post mictionnel
- Incontinence

3) <u>Réalisation du toucher rectal</u>

Il faut recueillir le consentement éclairé du patient, en expliquant l'objectif de la procédure.

Il faut chercher des contre-indications préalable : fissure anale, hémorroïdes, prostatite.
Il n'y a pas de nécessité d'une préparation particulière. Le geste se réalise en cabinet, sans anesthésie. Le geste est indolore mais inconfortable, et ne comporte aucun risque.
On installe le patient en position genu pectoral ou en décubitus latéral (moins dégradant). Il faut penser à utiliser des gants et un lubrifiant.

Rétention aigue d'urine

1) <u>Interrogatoire</u>

Il faut chercher :
- Antécédents médicaux de troubles de la coagulation, de maladie neuro-dégénératives, obstétricaux pour les femmes
- Prise de traitement : anticoagulant, morphine, benzodiazépine
- Allergies, prise de toxiques
- Mode de vie : sédentarité, conduite sexuelle à risque

L'examen clinique doit comporter :
- Examen abdominal complet
- Recherche d'une voussure hypogastrique
- Douleur hypogastrique
- Matité sus-pubienne à la percussion

2) <u>Causes favorisantes</u>

Obstacle à l'écoulement :
- Hypertrophie bénigne de la prostate, cancer de la prostate
- Cancer de la vessie, lithiase, sténose urétrale
- Fécalome, constipation

Anomalie de la contraction détrusorienne : vessie claquée

Neuropathie périphérique ;
- Syndrome de Guillain-Barré,
- Syndrome de la queue de cheval
- Neuropathie diabétique

Neuropathie centrale :
- Sclérose en plaque
- Lésions médullaires
- Maladie de parkinson

Iatrogénie :

- Opiacés (morphine)
- Benzodiazépine
- Anticholinergiques
- Péridurale

3) <u>Prise en charge et complications</u>

Le diagnostic est clinique, par la mise en évidence d'un globe vésical associé à une anurie.

Le traitement passe par l'évacuation par sonde à demeure, sauf en cas de contre-indication : infection urinaire en cours, sténose urétrale, polytraumatisé car risque de fracture du bassin. Dans ces cas-là, il faut avoir recours au cathéter sus pubien.

Les complications à redouter sont les suivantes :
- L'hématurie a vacuo du fait d'un drainage trop rapide. Pour l'éviter il faut clamper la vessie tous les 500 mL pour lui laisser le temps de s'adapter.
- Le syndrome de levée d'obstacle : surcompensation des reins pour maintenir la diurèse qui entraine une polyurie. Il faut donc surveiller la diurèse et la déshydratation
- Claquage de vessie : par distension du détrusor qui nécessite une dérivation rapide.

Trouble de la natrémie

HYPONATRÉMIE

1) <u>Interrogatoire</u>

Il faut chercher :
- Antécédent médicaux personnels et familiaux
- Prise de traitement, prise de toxiques
- Allergies, vaccinations à jour
- Mode de vie

Il faut chercher des signes associés :
- Signes d'hyponatrémie modérée : nausée, confusion céphalées
- Signes d'hyponatrémie sévère : somnolence, vomissement, comitialité, détresse cardio-respiratoire
- Score de Glasgow
- Signes de déshydratation : pli cutané, muqueuse sèches, sensation de soif, tachycardie, aplatissement des veines jugulaires
- Signes de surcharge : OMI, prise de poids, HTA, œdème du visage, OAP, signes de faillite du ventricule droit, ascite

L'examen clinique comporte :
- Prise des constantes
- Auscultation cardio-respiratoire
- Examen abdominal complet
- Examen neurologique
- Examen tégumentaire complet

2) <u>Étiologies</u>

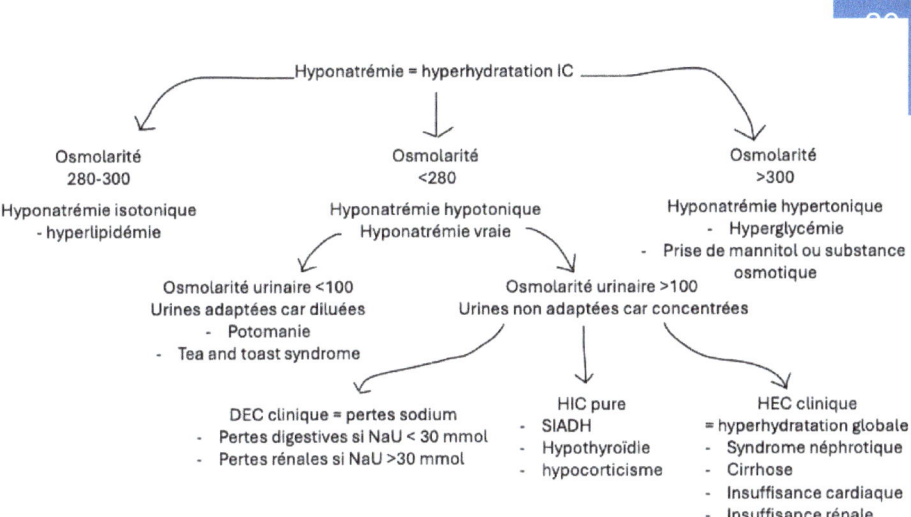

Rappel de formule :
Osmolarité plasmatique = 2Na + glycémie
Osmolarité urinaire = 2 (Na+K) + urée

3) <u>Prise en charge</u>
La réhydratation est systématique. Les autres mesures dépendent des situations :
- HIC + DEC : réhydratation et NaCL 9g/L à 0,5-1L/heure
- HIC pure : réhydratation seule
- HIC + HEC : réhydratation et diurétiques

L'administration de NaCl doit être lente et ne pas dépasser les 10mmol de Na dans les 24h ni les 8 mmol dans les 24h suivantes au risque d'une myélinolyse centropontique.

HYPERNATRÉMIE

L'hypernatrémie correspond à une déshydratation du secteur intra-cellulaire.

1) Interrogatoire

Il faut chercher :
- Antécédents médicaux personnels et familiaux, antécédents chirurgicaux
- Prise de traitement, prise de toxiques
- Allergies
- Mode de vie : voyage récent

Il faut chercher les signes cliniques associés suivant :
- Soif intense
- Sécheresse des muqueuses : bouche, aisselles
- Syndrome polyuro-polydipsique
- Perte de poids
- Signes fonctionnels urinaires
- Troubles digestifs : vomissement, diarrhées
- Depuis quand, mode d'apparition, évolution

Il faut systématiquement traquer les signes de gravité qui orientent la prise en charge :
- Somnolence
- Asthénie
- Trouble du comportement : irritabilité
- Crise convulsive, coma

L'examen clinique comporte :
- Auscultation cardio-respiratoire à la recherche d'une insuffisance cardiaque
- Examen abdominal complet comprenant inspection, palpation, percussion, auscultation et la recherche d'une hépatosplénomégalie
- Examen neurologique complet avec mesure du score de Glasgow.

2) Étiologies

L'hypernatrémie doit faire évaluer la volémie dans le compartiment extra cellulaire

En cas d'hypernatrémie associée à une déshydratation extra-cellulaire (pli cutané, cernes…), il faut évaluer le taux de sodium dans les urines. Une natriurie augmentée (>20) témoigne d'une polyurie osmotique (perte d'eau et de sodium). Un natriurie diminuée (<10) témoigne d'une perte d'eau par vomissement, diarrhées voire sueurs profuses.

En cas d'hypernatrémie isolée sans atteinte du secteur extra cellulaire, la déshydratation intra cellulaire est dite pure. Elle doit faire évoquer un diabète insipide, d'origine centrale (réponse positive au test à l'ADH) ou périphérique (pas de réponse au test à l'ADH). Le diabète insipide central est une maladie endocrinologique secondaire à l'absence de production d'ADH. Le diabète insipide périphérique ou néphrogénique est secondaire à l'absence de réponse des récepteurs à ADH situés sur les canaux excréteurs. Une déshydratation intra cellulaire associée à une hyperhydratation extra cellulaire doit faire évoquer un apport excessif de sodium.

3) <u>Prise en charge</u> :

Dans toutes les hypernatrémie, il est essentiel de réhydrater le patient. La quantité d'eau à administrer dépend du déficit en eau, mesuré grâce à la formule suivante : 60% du poids du corps x (Na/140 -1)

De plus, selon l'état du secteur extracellulaire, des mesures complémentaires sont à prendre :
- DIC + DEC : administration de NaCl hypotonique 4,5 g/L
- DIC pure : eau de boisson
- DIC + HEC : eau pure per os ou en soluté hypotonique IV, associé à une prise de diurétiques.

Trouble de la kaliémie

HYPERKALIÉMIE

1) <u>Interrogatoire</u>

Il faut chercher :
- Antécédents médicaux (insuffisance rénale, diabète, insuffisance cardiaque, HTA) et chirurgicaux personnels, familiaux
- Prise de traitement
- Prise de toxiques
- Allergies
- Mode de vie : chute récente, exercice physique intense

Il faut également chercher des signes de gravité, qui orientent la prise en charge :
- Paralysie flasque : paresthésie ascendante, tête tombante, faiblesse musculaire, perte de force
- Hyperkaliémie maligne : >7 mmol/L
- Hypotension artérielle
- Signes ECG
- Signes de choc : oligurie, hypoperfusion périphérique

L'examen clinique comporte :
- Prise des constantes
- Auscultation cardio-respiratoire à la recherche d'une arythmie
- Examen abdominal complet
- Examen neurologique avec mesure du score de Glasgow
- Réalisation d'un électrocardiogramme

2) <u>Étiologies</u>

Les hyperkaliémies peuvent être due à un excès d'apport, un excès de transfert intracellulaire vers extracellulaire ou une réduction d'excrétion.
Les excès d'apport sont rares.
Les excès de transferts intracellulaires vers extracellulaire peuvent être dû à :
- Lyse cellulaire : rhabdomyolyse, brulure étendue, hémorragie
- Acide métabolique à trou anionique normal
- Iatrogène : béta bloquant, digitaliques
- Hyperosmolarité : hyperglycémie
- Exercice physique intense

Les réductions d'excrétions peuvent être due à :
- Insuffisance rénale
- Insuffisance surrénalienne (maladie d'Addison)
- Iatrogène : spironolactone, IEC, ARA2, AINS, anti-aldostérone.

3) Prise en charge

Il faut rapidement identifier les situations nécessitant une épuration extra-rénale :
- Hyperkaliémie symptomatique avec signes à l'ECG
- Hyperkaliémie résistante aux diurétiques
- Hyperkaliémie associée à une oligurie voire anurie
- Hyperkaliémie associée à une acidose (pH <7,2)

La prise en charge médicamenteuse se compose des éléments suivants :
- Sels de calcium pour limiter les signes cardiaques
- Faciliter le transfert extracellulaire vers intracellulaire : insuline avec sérum glucosé, salbutamol en nébulisation, bicarbonate (seulement en cas d'acidose profonde).
- Éliminer la surcharge en potassium : diurétiques de l'anse, résine échangeuse d'ion ou épuration extra-rénale en cas de gravité immédiate.

HYPOKALIÉMIE

1) <u>Interrogatoire</u> :
Il faut chercher :
- Antécédents médicaux personnels et familiaux
- Prise de traitement, prise de toxiques
- Allergies

Il faut chercher les signes cliniques suivants :
- Signes digestifs : nausées, vomissement, diarrhées, douleur abdominale
- Syndrome polyuro-polydipsique
- Crampes, myalgies

L'ECG peut révéler :
- Onde T plates
- Ondes U pathologiques
- Allongement de l'espace PR
- Sous décalage du segment ST
- Trouble du rythme supraventriculaire et ventriculaire

2) <u>Étiologies</u>

Les hypokaliémies peuvent être secondaire à des carences d'apport, des transferts extracellulaires à intracellulaire excessifs ou un excès d'excrétion rénale. Les carences d'apports causent rarement des hypokaliémies profondes.

Les excès de transferts extracellulaires vers intracellulaire peuvent être secondaires à :
- Taux d'insuline important, par prise insuline ou insulinome
- Prise excessive de salbutamol
- Phéochromocytome

- Stimulation de l'hématopoïèse : anémie mégaloblastique, leucémie, carence en vitamine B12
- Alcalose

Les excès d'excrétion peuvent être due à :
- Pertes extra rénale : par diarrhées chronique ou aigue
- Pertes rénales :
    - Hypokaliémie associée à une hypertension : hyperaldostéronisme (primaire ou secondaire)
    - Hypokaliémie et tension artérielle normale : prise de diurétiques (de l'anse ou thiazidique).

3) <u>Prise en charge</u>

En cas d'hypokaliémie modérée, la supplémentation per os par Diffu-K suffit.

En cas d'hypokaliémie sévère, il faut administrer un soluté KCl IV. La vitesse ne doit pas dépasser 1,5 g/h.

Anomalie de la miction

1) <u>Interrogatoire</u>

Il faut chercher :
- Antécédents personnels de cancers, de chirurgies, antécédents familiaux
- Prise de traitement, prise de toxiques
- Mode de vie : contexte socio-économique, stress, relations sociales

Il faut caractériser l'anomalie de la miction :
- Depuis quand, mode d'apparition, évolution
- Éléments favorisants, éléments aggravants
- Trouble incontinent, trouble de l'initiation de la miction, urgenturie
- Hématurie ?

Il faut chercher des signes physiques associés :
- Signes digestifs : diarrhées, douleurs abdominales
- Signes fonctionnels urinaires : brulures mictionnelles
- Fièvre, frisson
- Altération de l'état général
- Troubles neurologiques : trouble de la marche, démence, syndrome pyramidal, paresthésies ?

Il faut traquer les facteurs de risques d'incontinence chez la personne âgée :
- Démence
- Infection
- Atrophie des muqueuses par carence hormonale (ménopause)
- Pharmacologique
- Psychologique
- Excès de production d'urine : diabète, potomanie
- Réduction de mobilité
- Selles : constipation

2) Examens complémentaires selon les pistes diagnostiques

Il faut savoir qu'une incontinence urinaire d'effort chez la femme ne nécessite pas d'explorations.
Pour le reste, il faut réaliser a minima :
- Une recherche de globe vésical avec toucher pelviens à la recherche d'un cancer de la prostate, d'une hypertrophie bénigne
- Calendrier mictionnel sur 72h
- BU avec ECBU
- Bilan urodynamique
- Cystoscopie voire uroscanner en 2e intention ou IRM en cas de suspicion de cancer de prostate

3) Pistes diagnostiques

Les causes d'anomalie de la miction peuvent être d'ordre mécanique (obstruction), musculaire (hypo contractilité) ou neurologique.
Les causes d'obstructions sont multiples :
- Obstructive anatomique pariétale : cancer (prostate), HBP, sténose urètre
- Obstructive anatomique luminale : calcul, caillotage
- Obstruction fonctionnelle : asynchronisme, dissynergie, hypertonie iatrogène (par alpha bloquant)

L'hypo contractilité peut être causée par :
- Atteinte périphérique
- Myogène par destruction du muscle lisse (surtout en post partum)
- Iatrogénique : anticholinergiques, opiacés

Les causes neurologiques sont les suivantes :
- Syndrome de la queue de cheval
- Syndrome de compression médullaire inscrit dans un syndrome sous-lésionnel.

4) Prise en charge

En cas de suspicion de cancer de prostate :
- IRM avec réalisation de 12 biopsies
- ECBU pré biopsie et prescription de fluoroquinolone post biopsie

Pour les étiologies neurologiques :
- Suivi de règle hygiéno-diététiques avec rééducation périnéale
- Anticholinergiques en cas d'incontinence par urgenturie
- IRM en cas de suspicion de syndrome de compression.

Pour les incontinences urinaires d'effort
- Suivi de règles hygiéno-diététiques, perte de poids
- Administration de progestérone
- Bandelette sous urétérale pour traiter les hypermobilité vésicale (manœuvre de Bonney positive)
- Agent de comblement pour les hypotonies de sphincter (manœuvre de Bonney négative)

FOCUS : POUVOIR EXPLIQUER AU PATIENT
- Déroulement cystoscopie :

Le patient vide sa vessie et le cystoscope est introduit sous anesthésie locale. L'injection continue d'eau permet d'élargir la vessie et facilite la réalisation des biopsies. Le geste peut s'accompagner de brulures mictionnelles et d'hématurie macroscopique dans les jours qui suivent. Pour prévenir les risques d'infections urinaires, le geste est précédé par une antibiothérapie par fluoroquinolone.

- Déroulement bilan urodynamique :

Le patient arrive avec une vessie pleine et urine dans récipient pour mesurer le RPM. On l'installe ensuite en position gynécologique pour insérer un cathéter dans l'urètre qui mesure la pression interne de la vessie associée à un cathéter dans le rectum pour la pression abdominale. S'ensuit le remplissage de la vessie par de l'eau et le rapport des sensations de remplissage par le patient. Puis le patient urine.
- Principe d'action de médicaments :
    o Alpha bloquant (HBP) : relâchent les muscles de la prostate et du col vésical
    o Inhibiteur 5αréductase (HBP) : réduisent taille prostate
    o Anticholinergiques (urgenturie) : réduisent les contractions involontaires de la vessie

Trouble du calcium

1) <u>Interrogatoire</u>

Il faut chercher :
- Antécédents médicaux personnels et familiaux, chirurgicaux
- Prise de toxiques, prise de traitements
- Allergies

Il faut chercher des signes cliniques orientant vers une hypercalcémie
- Digestif : nausée, vomissement, douleur abdominale
- Syndrome polyuro-polydipsique
- Confusion, coma, trouble de l'humeur
- Tachycardie, raccourcissement du segment QT, trouble du rythme ventriculaire

Il faut aussi chercher des signes orientant vers une hypocalcémie :
- Crampes, paresthésies, tétanie, convulsion
- Signes de Chvostek
- Signe de trousseau
- Allongement du segment QT

L'examen clinique doit comporter :
- Prise des constantes
- Examen abdominal complet
- Examen neurologique et mesure du score de Glasgow
- Examen cardio-respiratoire avec réalisation d'un ECG

2) <u>Explorations complémentaires</u>

Devant une suspicion d'hyper ou d'hypocalcémie il faut analyser dans le sang :
- Calcémie, calcémie ionisée et albuminémie
- Phosphatémie

- PTH
- EPS

Il faut également réaliser une analyse d'urine pour mesurer la calciurie sur 24h.

3) <u>Étiologies</u>

Devant une hypercalcémie, il faut évoquer les causes d'hyperparathyroïdie, d'hypervitaminose D, osseuse, hyperthyroïdie, hypervitaminose A.

Les hyperparathyroïdies peuvent être dues :
- Adénome simple
- Hyperplasie des 4 glandes parathyroïdiennes
→ L'hyperparathyroïdie engendre une hypercalcémie accompagnée d'hypercalciurie et d'hypophosphatémie.

Les hypovitaminoses D peuvent être :
- Exogène
- Endogène par production de calcitriol : sarcoïdose, tuberculose
→ L'hypovitaminose D engendre une hypercalcémie accompagnée d'une hyperphosphatémie

Les causes osseuses responsables d'hypercalcémie sont :
- Les tumeurs malignes : tumeurs solides productrice de PTH rp comme les myélomes, les lymphomes non hodgkiniens, cancers pulmonaires

Enfin, l'hypercalcémie peut être causée par la prise de certains médicaments comment les diurétiques thiazidiques (responsable d'une hypercalcémie accompagnée d'une hypocalciurie).

Devant une hypocalcémie il faut évoquer une hypoparathyroïdie ou une hypovitaminose D.
Les hypoparathyroïdies peuvent être génétique ou acquise en post chirurgie.

Les hypovitaminose D peuvent être dues à un apport insuffisance, une exposition UV insuffisante ou une malabsorption.

4) <u>Complications</u> :
L'hyperparathyroïdie peut se compliquer :
- Ostéoporose, qui se révèle par des douleurs osseuses, des fractures récentes et des antécédents de fractures de l'extrémité supérieure du fémur, de l'extrémité supérieure de l'humérus, du bassin et l'extrémité inférieure de l'humérus.
- Néphrocalcinose : révélée par une insuffisance rénale chronique, des lithiases à répétition.
- Chondrocalcinose : au niveau des genoux, de la symphyse pubienne
- Lithiase urinaire : révélée par des douleurs lombaires, des hématuries macroscopiques et des antécédents de coliques néphrétiques.

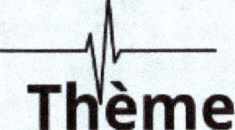

Thème

HÉPATO-GASTRO-ENTÉROLOGIE

Douleur anale

1) <u>Interrogatoire</u>

Il faut chercher
- Antécédents médicaux et chirurgicaux, antécédents familiaux
- Prise de traitement
- Prise de toxique
- Mode de vie : profession, voyage récent

Il faut caractériser la douleur :
- Localisation
- Intensité : EVA ou EN
- Type de douleur : brulure, gène, paroxystique, continue
- Horaire : diurne, nocturne, toute la journée, post défécation
- Irradiation
- Amélioré par prise de traitement, aggravé par position
- Signes associés
- Évolution

Il faut chercher des signes associés parmi :
- Prurit
- Saignement
- Suintement
- Trouble du transit : diarrhée, constipation
- Douleur digestive
- Fièvre ?
- Altération de l'état général
- Retentissement sur la qualité de vie

L'examen clinique doit comporter :
- Prise de constante
- Examen abdominal complet
- Examen périnéal : fistule, hémorroïde, aspect inflammatoire, œdématié ?
- Toucher rectal : douleur, fécalome ?

2) Pistes diagnostiques

Les pistes diagnostiques sont évoquées selon l'horaire et le type de douleur.
Si la douleur apparait après la selle :
- Crise hémorroïdaire : douleur pendant quelques minutes, puis régression en 1-2j pouvant s'accompagner de saignements et de suintements.
- Fissure : douleur pendant quelques minutes, puis réapparition quelques heures et persistance sur quelques semaines, pouvant s'accompagner de saignements et de suintements.

Douleur avant la selle :
- Thrombose hémorroïdaire externe : masse bleutée bien limitée, douleur au toucher et à la position assise. Régresse en quelques jours
- Abcès : masse inflammatoire mal limitée, douleur au toucher et à la position assise. Douleur en continue.

Douleur indépendante de la selle :
- Fécalome

- Cancer

3) <u>Prise en charge</u>
Les crises hémorroïdaires peuvent être soulagée par des suppositoires lubrifiants, et la prise d'antalgiques (AINS, paracétamol). Hors crises, on peut proposer un traitement de fond par ligature élastique. Le geste se réaliser en consultation, sous anesthésie locale.

Pancréatite aigue

1) <u>Interrogatoire</u>

Il faut chercher :
- Antécédents médicaux et chirurgicaux
- Prise de traitement
- Prise de toxiques

Il faut caractériser la douleur :
- Localisation : épigastrique ?
- Intensité
- Type : aigue, d'apparition brutale
- Horaire
- Irradiation : dorsale ?
- Amélioré par la position en chien de fusil, aggravé par d'autres facteurs ?
- Signes associés
- Évolution

2) <u>Explorations complémentaires</u>

Il faut évaluer la tolérance hémodynamique en prenant les constantes. Il faut chercher des signes de choc : oligurie, hypoperfusion périphérique, TRC allongé, hypotension et tachycardie

Il faut doser :
- NFS, plaquette
- CRP
- Bilan hépatique : ASAT, ALA, gamma GT, PAL, bilirubine libre et totale, lipasémie
- EAL
- Calcémie

3) <u>Étiologie</u>

80% des pancréatite aigues sont dues à l'alcool. Les autres étiologies comprennent les lithiases biliaires, les étiologies métaboliques, infectieuses, secondaire à un geste de CRPE, médicamenteuse et tumorale.

Les critères de BLAMEY orientent vers l'origine lithiasique de la pancréatite :
- Femme de plus de 50 ans
- ALAT >3N et supérieure aux ASAT
- PAL >2,5N, amylase >13N

4) <u>Prise en charge</u>

En premier lieu, il faut chercher les signes de gravité
- Choc
- Signe de Cullen : ecchymose périombilicale
- Obésité (risque de forme grave)
- Complication locale : nécrose, collection

Il faut également réaliser une échographie abdominale dans les 24h pour éliminer une cause biliaire, ainsi qu'un scanner abdomino-pelvien injecté dans les 48-72h pour calculer le score de Balthazar.

Il faut chercher la présence d'un SRIS à l'admission et à 48h :
- Température <36° ou >38°
- Fréquence cardiaque >90
- Fréquence respiratoire >20
- Leucocyte >12G ou <4G

La prise en charge médicale comprend une hospitalisation et la prise d'antalgique, la correction des trouble hydroélectrolytique, la prise d'antiémétique et le traitement étiologique si besoin.

En cas d'angiocholite associée, il faut réaliser une CRPE accompagnée d'un sphinctérotomie. La prise en charge se fait alors en réanimation avec une nutrition entérale et une antibiothérapie.

Traumatisme abdominal

1) <u>Prise en charge immédiate</u>
Il faut chercher une instabilité hémodynamique qui nécessiterait un remplissage NaCl, de la noradrénaline voire un CGR.
Les examens complémentaires d'urgences comprennent :
- FAST écho à la recherche d'un hémopéritoine dans les espaces hépatorénal, splénorénal, sus-pubien, crânien.
- Bodyscanner si le patient est stable

La prise en charge antalgique est essentielle. Il faut chercher une hémorragie par un hémocue et compléter le bilan sanguin par une NFS, un ionogramme, des plaquettes, une CRP et une créatinine. Il faut également poser 2 VVP de bon calibre et scoper le patient.

2) <u>Types de traumatisme :</u>
Traumatisme hépatique :
Par traumatisme fermé, par plaie en regard de l'hypochondre droit, et par fractures des dernières côtes droites avec perforation. Les traumatismes hépatiques peuvent engendrer des hématomes sous capsulaires, des fractures hépatiques, des lésions vasculaires ou des contusions.
Traumatisme pancréatique
Par traumatisme fermé, par compression du pancréas contre le rachis antérieur (chute contre guidon ou contre volant). Les traumatismes pancréatiques peuvent entrainer des fractures du pancréas, des contusions et des lésions du canal de Wirsung.
Traumatisme de la rate :

Par traumatisme fermé, par plaie en regard de l'hypochondre gauche, par fracture des dernières cotes à gauche. Ces traumatismes peuvent entrainer des fractures de rate, des lésions vasculaires du hile, des contusions. Les lésions spléniques sont à risque de rupture secondaire à j15. Il faut donc prévoir une surveillance hospitalière prolongée.

3) Prise en charge spécifique

En cas de rupture de rate, la prise en charge se fait en deux temps. D'abord un damage contrôle pour poser un pansement rapidement, puis une intervention de second look, pour évaluer les éventuels dégâts. Si la splénectomie est nécessaire, il faut rappeler au patient l'importance de la vaccination, l'antibiothérapie de longue durée et le risque d'infection à vie.

Diarrhées

1) <u>Interrogatoire</u>

Il faut chercher :
- Antécédents médicaux (MICI), chirurgicaux
- Prise de traitement (surtout antibiotiques), prise de toxiques
- Allergies, vaccination à jour
- Mode de vie : voyage récent ?

Il faut caractériser l'épisode :
- Fréquence des diarrhées
- Chronologie : aigue (<4 semaines) ou chronique (>4 semaines)
- Élément déclencheur
- Symptômes dans l'entourage

Il faut caractériser les selles :
- Aspect : couleur
- Liquide ?
- Odeur
- Sang, glaire
- Matière afécale

Il faut chercher des signes généraux et fonctionnels associés :
- Perte de poids
- Altération de l'état général
- Fièvre, frisson, sueurs
- Syndrome rectal : faux besoins, polychésie, émission glairo-sanglante
- Signes digestifs : douleur abdominale, nausée, vomissement, constipation

2) <u>Examen clinique</u>

L'examen clinique doit comporter la prise de constante, la réalisation d'un examen abdominal complet composé d'une inspection, d'une palpation, de percussion et d'une auscultation.

Il faut traquer les signes d'alarmes :
- Déshydratation intra cellulaire : soif, sécheresse muqueuse, trouble de conscience
- Déshydratation extra cellulaire : veines jugulaires plates, oligurie, cernes, pertes poids, pli cutanée, tachycardie, hypotension artérielle
- Sepsis : qSOFA

3) Étiologies

Il faut différencier les syndromes cholériformes et les syndromes invasifs qui se divisent en syndrome gastro-entérique et syndrome dysentérique.

Le syndrome cholériforme est non invasif et se caractérise par une diarrhée profuse afécale et apyrétique. Les diarrhées sont très aqueuses. Les agents responsables sont généralement des virus (norovirus, rotavirus) mais plus rarement le choléra, Escherichia coli ou des agents responsables de TIAC.

Le syndrome gastro-entérique se révèlent pas des états pseudo-grippaux fébrile, accompagnée de nausées et de vomissement, mais les selles sont exemptes de glaires et de sang. Les agents responsables sont Yersinia, Campylobacter, Salmonelle, Escherichia coli ou les agents causeurs de TIAC.

Le syndrome dysentérique se révèlent par des selles accompagnées des sang, de glaire et de pus, avec un syndrome rectal, de la fièvre et des douleurs abdominales diffuses. Les agents responsables sont Shigella, Clostridium difficile, Escherichia coli entérohémorragique (EHEC).

La déclaration à l'ARS d'un cas concerne les diarrhées causées par TIAC, choléra, ou les diarrhées responsable d'une fièvre typhoïde.

Constipation

1) <u>Interrogatoire</u>

Il faut chercher :
- Antécédents médicaux et chirurgicaux
- Prise de traitements, prise de toxiques
- Allergies, vaccinations à jour

Il faut caractériser l'épisode :
- Chronologie : aigue (<6 mois) ou chronique (>6 mois)
- Fréquence
- Élément déclencheur

Il faut chercher des signes associés :
- Douleur abdominale
- Altération de l'état général
- Syndrome rectal : ténesme, épreinte, faux besoin
- Fièvre, frisson, sueurs

Il faut caractériser la constipation :
- Aspect des selles : petites, dures, moulées
- Odeur, couleur
- Manœuvre digitale pour aider à déféquer
- Douleur lors de la défécation
- Effort de poussées ? sensation d'évacuation incomplète ?
- Saignement : méléna, rectorragies, hématoschézie
- Glaires
- Matière afécale

2) <u>Clinique</u>

L'examen clinique doit comporter une prise des constantes, un examen abdominal complet comprenant palpation, percussion, inspection, auscultation de tous les quadrants. Il faut chercher une contracture ou une défense, une matité à la percussion, une diminution des bruits hydro-aériques à l'auscultation. Il faut également palper les aires inguinales à la recherche d'une hernie.

Une constipation chronique sans signes associés ne nécessite pas d'explorations complémentaire. Pour les constipations aigues s'accompagnant d'un syndrome occlusif (arrêt des matières et des gaz, nausée et vomissement), il faut réaliser un scanner abdomino-pelvien, avec ou sans injection selon la fonction rénale et l'urgence de la situation.

3) <u>Étiologies</u>

Les étiologies dépendent du type de constipation. Les constipations fonctionnelles sont dues à un problème de transit ou une atteinte distale.
- Constipation fonctionnelle due à un problème de transit : réduction de la fréquence et de l'amplitude des mouvements coliques. Les selles sont dures et petites. Les défécations sont espacées
- Constipation fonctionnelle dues à une atteinte distale : trouble anatomique fonctionnel de la statique pelvienne. La défécation est systématiquement accompagnée de manœuvres digitales, d'effort de poussées et de sensation d'évacuation incomplète.

Les constipations organiques sont dites secondaires, et doivent faire rechercher des signes d'alarmes, révélant une éventuelle tumeur.
- Altération de l'état général
- Saignement

- Syndrome rectal
- Douleur nocturne insomniante
- Syndrome inflammatoire biologique
- Anémie

4) <u>Prise en charge :</u>

Il est important d'insister sur les mesures hygiéno-diététiques, avec les régimes riches en fibres. Contrairement à des croyances communes, l'hydratation n'est pas obligatoire.

Il est possible de prescrire un traitement par laxatifs osmotiques ou laxatifs de lest, pour favoriser la reprise du transit.

Carences vitaminiques

Selon la carence, les symptômes diffèrent. Un déficit en vitamine A est révélée par une baisse de la vision nocturne. Un accident de faible cinétique causant une fracture osseuse oriente vers un déficit en vitamine D. Des hémarthroses ou des hématomes non provoqués peuvent révéler un déficit en vitamine K. Enfin, un déficit en vitamine C est révélée par des gingivorragies, un déchaussement dentaire ainsi qu'un purpura pétéchial.

Les symptômes classiques de la carence martiale sont :
- Dyspnée
- Asthénie, palpation
- Palpation
- Dysphagie
- Koilonychie, cheveux cassants, alopécie
- Perlèche, glossite

Les carences vitaminiques doivent faire rechercher une sarcopénie par déficit au testing musculaire et difficulté aux épreuves de Barré et Mingazinni.
Testing musculaire : évaluation des membres supérieurs et inférieurs cotée sur 5
Pas de mouvement ni de contraction : 0
Contraction sans mouvement : 1
Mouvement dans le plan du lit : 2
Mouvement contre pesanteur : 3
Mouvement contre force : 4
Mouvement normal : 5

Épreuve de Barré : décubitus ventral, jambes surélevées avec maintien de la position.

Épreuve de Mingazinni : décubitus dorsal, jambes surélevées avec maintien de la position.

Hépatomégalie

1) <u>Interrogatoire</u>

Il faut chercher :
- Antécédents médicaux personnels et familiaux : cirrhose, cancer hépatique
- Prise de traitement, prise de toxiques IV
- Mode de vie : voyage récent, conduite sexuelle à risque

Il faut chercher des signes associés :
- Hippocratisme digital, leuconychie, érythrose palmaire, angiome stellaire orientait vers une insuffisance hépato-cellulaire
- Altération de l'état général, fièvre, perte de poids orientant vers une tumeur
- Adénopathies (surtout ganglion de Troisier)
- Ictère, prurit, selles décolorées et urines foncées orientant vers une cholestase
- Ascite, splénomégalie, circulation collatérale orientant vers une hypertension portale

L'examen clinique doit comporter :
- Prise des constantes
- Examen abdominal avec percussion, palpation, inspection et auscultation
- Palpation du foie en décubitus dorsal (il faut se placer à droite du patient) : bord tranchant ? bord mousse ? bosselé ?

2) <u>Examen complémentaire selon les pistes diagnostiques</u>

Une hépatomégalie doit faire évoquer :

- Hépatite virale : sérologies VHB, VHC, VIH, bilan inflammatoire : NFS, CRP, VS.
- Insuffisance hépato-cellulaire : bilan de coagulation, transaminase, gammaGT, bilirubine totale et conjuguée, phosphatase alcaline, ionogramme
- Tumeur : échographie abdominale, scanner abdomino-pelvien injecté, marqueurs
- Syndrome métabolique : EAL, glycémie à jeun
- Hypertension portale : analyse du liquide d'ascite
- Cholestase : bilan hépatique complet

Ictère

1) <u>Interrogatoire</u>

Il faut chercher :
- Antécédents médicaux personnels et familiaux de cirrhose, de cancer hépatique
- Prise de traitement, prise de toxiques (quantité et fréquence)
- Allergies, vaccinations à jour
- Mode de vie : activité professionnelle, sédentarité

Il faut chercher les signes cliniques qui peuvent orienter vers l'origine de l'ictère :
- Urines foncées
- Selles décolorées
- Prurit
- Altération de l'état général
- Douleur abdominale pré et post prandiale de type crampes

Il faut caractériser l'ictère :
- Depuis quand, mode d'apparition
- Élément déclencheur
- Évolution
- Épisode similaire antérieur

2) <u>Explorations</u>

L'examen clinique doit comporter :
- Examen abdominal complet : palpation, percussion, recherche d'hépato-splénomégalie, masse en regard de l'hypochondre droit, masse en regard de la vésicule biliaire

- Une biologie comprenant : NFS, plaquette, bilirubine totale et libre, transaminases, gammaGT, phosphatase alcaline, ionogramme, CRP, créatinine

3) <u>Étiologies</u>

Selon les types d'ictère, les étiologies diffèrent.
Devant un ictère à bilirubine libre :
- Accompagnée d'une anémie : il faut demander un bilan de lyse (LDH, haptoglobine, réticulocyte, test de Coombs) et un avis hémato pour suspicion d'hémolyse
- Sans anémie ni hémolyse avec un bilan hépatique complet normal : syndrome de Gilbert

Devant un ictère à bilirubine mixte, il faut évoquer une insuffisance hépatocellulaire et chercher les signes cliniques suivants :
- Angiome stellaire
- Leuconychie
- Hippocratisme digital
- Érythrose palmaire
→ Il faut donc demander un bilan de coagulation, des sérologies virales, une échographie hépatique et une électrophorèse des protéines.

Devant un ictère à bilirubine conjuguée, il faut impérativement réaliser une échographie abdominale pour chercher une dilatation des voies biliaires :
- Voies biliaires dilatées : réalisation d'un scanner injectée à la recherche d'une origine lithiase de la cholestase ictérique
- Voies biliaires non dilatées : cholangioIRM à la recherche principalement d'une tumeur

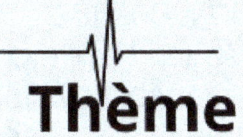

Thème

GÉRIATRIE

Consultation de suivi

1) <u>Interrogatoire</u>
Il faut chercher
- Antécédents médicaux, chirurgicaux
- Prise de toxiques
- Allergies, vaccinations à jour

La recherche de prise de médicaments doit être bien menée :
- Psychotropes
- Antihypertenseurs
- Anticoagulant
- IPP

Il faut savoir réévaluer les traitements, et associer chaque indication à chaque médicament. La polymédication est à éviter. Il faut aussi toujours vérifier l'observance et la tolérance, et chercher des introductions récentes de nouveaux médicaments (dernière ordonnance).

Les antécédents médicaux les plus fréquents chez la personne âgée sont les suivants :
- Hypertension artérielle

- Accidents cardio-vasculaire : AVC, IDM
- Fibrillation atriale, trouble de la conduction
- Trouble de la coagulation
- Psychiatrique : syndrome dépressif, anxiété, trouble cognitif, démence
- Rénal : insuffisance rénale chronique
- Métabolique : diabète, dyslipidémie

Il faut systématiquement chercher :
- Trouble de l'humeur : tristesse, trouble du sommeil
- Activité sociale, entourage familial
- Perte d'autonomie : mesurer grâce aux échelles ADL, IADL, GIR
- Hypotension orthostatique : chutes, vertiges
- Iatrogénie : interaction médicamenteuse ? mauvaise tolérance à des médicaments ?

2) <u>Évaluation gériatrique systématique</u>
- Fonction cognitive : MMSE
- Dépression : GDS
- Autonomie et indépendance : ADL, IADL
- Évaluer le risque de chute : Timed up and go test, sit to stand test, appui unipodal, l'arrêt de la marche à la parole
- État nutritionnel : dépistage de malnutrition par MNA
- Risque d'escarre : échelle de Norton
- Comorbidité
- Environnement social
- Dépistage des troubles sensoriels : audition, vision

Score de Fried :
Le score de Fried est un outil évaluant la fragilité d'une personne âgée. On parle de personne fragile si le score est >2.
- Perte de poids involontaire

- Fatigue
- Diminution de la marche
- Réduction de l'activité physique
- Diminution de la force de préhension : test hand grip.

Prise en charge d'une position décubitus prolongée

1) <u>Interrogatoire</u>

Il faut chercher :
- Antécédents médicaux comme un diabète, une AOMI, des troubles de la coagulation, une dyslipidémie, une BPCO, une neuropathie périphérique, une anémie, des troubles psychiatriques
- Prise de traitements et prise de toxique
- Mode de vie

L'examen clinique comporte :
- Une prise des constantes
- La recherche de signes digestifs
- La recherche de signes fonctionnels urinaires

2) <u>Complications liées au décubitus</u>

Les escarres sont les complications les plus fréquentes et les plus recherchée. On évalue le risque de développer une escarre en utilisant l'échelle de Norton. Il faut savoir reconnaitre les facteurs de risque de développer une escarre :
- Antécédents d'escarre
- Hypotension
- Hyperthermie
- Incontinence
- Diarrhées
- Trouble de conscience

La prise en charge d'un escarre associé les soins de nursing :
- Surveillance cutanée quotidienne des points d'appuies
- Hydratation de la peau
- Protection des zones à risque
- Lutte contre la macération

- Éviter les corps étrangers dans le lit
, les changements de positions tous les 2-3h, un support dynamique avec matelas et surmatelas, et une installation en fauteuil adaptée (tronc droit, flexion hanche et genou à 90°) et l'optimisation des apports nutritionnels.

Les maladies thromboemboliques sont évitées par une anticoagulation préventive par HBPM en sous cutanée, une contention veineuse, une verticalisation précoce et une tête de lit à 30-45°.
Les autres complications de décubitus sont :
- La dénutrition
- Les complications respiratoires par encombrement ou pneumopathie d'inhalation par fausse route
- Hypotension orthostatique
- Ankylose
- Constipation, incontinence urinaire
- Trouble psychique : il faut maintenir le contact, la stimulation sensorielle et les repères temporo-spatiaux.

Perte progressive d'autonomie

1) <u>Interrogatoire</u>

Il faut chercher :
- Antécédents médicaux : diabète, hypertension artérielle, trouble cognitif, démence, épisode dépressif caractérisé, chutes
- Prise de traitement, prise de toxiques
- Allergies, vaccinations à jour ?

Les échelles IADL et ADL permettent d'évaluer la perte d'autonomie :

Échelle ADL :
- Habillage
- Alimentation
- Utilisation de WC
- Réalisation de la toilette
- Locomotion
- Continence

Échelle IADL :
- Utilisation des transports
- Gestion de l'argent
- Gestion des médicaments
- Courses
- Utilisation du téléphone
- Cuisine
- Ménage
- Linge

Le score GIR donne un score d'autonomie en associant l'échelle ADL et les capacités intellectuelles (cohérence, orientation, communication à distance). Le score va de 1 (aucune autonomie) à 6 (autonomie totale).
- GIR 1 : perte d'autonomie mentale, corporelle, locomotrice et sociale
- GIR 2 : fonctions mentales partiellement altérées mais capacités motrices conservées

- GIR 3 : autonomie mentale mais besoin d'aide pour les soins corporels
- GIR 4 : autonomie mentale et capacité à se déplacer au sein du domicile, mais difficultés sur certaines tâches quotidiennes
- GIR 5 : autonomie mentale totale et aucun problème pour les déplacements quotidiens
- GIR 6 : aucun problème dans la réalisation des actes de la vie courante

Le mode de vie doit être analysé, pour chercher les situations à risque :
- Vit seul, passage IDE ou famille ?
- Épuisement familial ?
- Aides mises en place ?
- Activité sociale ou isolement
- Mobilité, manipulation, motricité fine ?

2) <u>Prise en charge</u>

Il faut pouvoir proposer les aides adaptées. Les personnes éligibles à l'APA (allocation personnalisée d'autonomie) sont :
- Personnes de plus de 60 ans
- En situation stable et régulière en France
- Score GIR entre 1 et 4

Le montant de l'APA dépend des revenus, mais n'exige aucune condition de revenu pour y être éligible.

Le médecin traitant doit rédiger un certificat médical à adresser au médecin de l'équipe médico-sociale en charge de l'APA de la maison départementale.

Chute de la personne âgée

1) <u>Interrogatoire</u>

Il faut chercher
- Antécédents médicaux : hypertension artérielle, diabète, troubles cognitifs, démence, épisode dépressif caractérisé, fibrillation atriale
- Prise de traitements parmi : antihypertenseurs, anticoagulants, antipsychotiques, polymédication
- Prise de toxiques
- Allergies, vaccination à jour
- Antécédents de chute avec stase au sol ? antécédents de malaise ?

2) <u>Exploration</u>

L'examen clinique doit comporter une évaluation de l'état général avec une recherche de dénutrition, d'un déficit sensoriel (lunette, port d'audioprothèse).
Il faut prendre les constantes, et l'IMC.
La chute doit systématiquement faire rechercher :
- Syndrome post chute : rétropulsion, hypertonie oppositionnelle, freezing, petits pas glissés, augmentation du polygone de sustentation, anxiété à la verticalisation
- Traumatisme crânien : signes neurologiques, désorientation temporo-spatiale, confusion (score de Glasgow)
- Atteinte cutanée : dermabrasion, ecchymose, plaie, escarre cutanée, douleur
- Signe de fracture de hanche : position vicieuse du membre inférieur (raccourci en adduction rotation externe)

L'examen clinique se complète d'une auscultation cardiaque à la recherche d'une tachycardie, de battements du cœur irrégulier, d'un souffle. L'auscultation pulmonaire cherche un foyer de crépitant pour éliminer une pneumopathie d'inhalation.

   3) Bilan post-chute

Il faut demander un bilan biologique et une évaluation de la stabilité.

Biologiquement, il faut réaliser :
- Ionogramme
- Glycémie à jeun
- TSH
- NFS, plaquette
- CRP
- Bilan de coagulation et INR si prise d'AVK
- Créatinine
- CPK

Il faut également réaliser :
- ECG
- Radiographie thoracique
- Test d'HTO

Cinq mini test évaluent rapidement la stabilité pour prévenir le risque de chute :
- Timed up and go : 20 secondes pour se lever et marcher 3 mètres ;
- Sit to stand à réaliser 5 fois dans un court intervalle
- Stop walking while talking : l'arrêt de la marche à la parole est un indicateur de risque de chute élevé
- Station unipodale
- Test de poussée sternale : conserve son équilibre malgré la poussée contre le sternum

Dénutrition et malnutrition

1) <u>Interrogatoire</u>

Il faut chercher :
- Antécédents médicaux, psychiatriques
- Prise de traitement, prise de toxiques
- Allergies, vaccination à jour
- Mode de vie : seul, aides sociales, autonomie
-

Pour parler de dénutrition, il faut rassembler des signes phénotypiques et étiologiques.

Il faut chercher les signes phénotypiques de dénutrition :
- IMC
- Albuminémie
- Pourcentage de perte de poids

Il faut chercher les signes étiologiques de dénutrition :
- Malabsorption
- Maladie inflammatoire, cancer
- Diminution des apports
- Perte d'appétit

On parle de dénutrition devant l'association de signes étiologiques et phénotypiques, avec un IMC compris entre 18-21 chez la personne âgée et une albuminémie inférieure à 35 g/L. La dénutrition est dite sévère si l'IMC est inférieur à 18 chez la personne âgée accompagné d'une albuminémie inférieure à 30 g/L.

2) <u>Risques liés à la dénutrition</u>

La dénutrition induit une diminution des réserves immunitaires et expose au risque d'infection. Le risque de chute et de fracture est également important. La diminution de l'albuminémie rend les médicaments toxiques par une plus grande absorption. Enfin, la dénutrition est propice à un syndrome de glissement avec une altération de l'humeur voire un épisode dépressif caractérisé.

3) Prise en charge

Pour les dénutritions modérées à sévères, la prise en charge dépend du pourcentage d'ingestats.

Pour des ingestats supérieur à 50% des ingestats habituels, il est pertinent d'introduire des CNO enrichis en matières grasse, en prodites et en glucide. La réévaluation est précoce à une semaine.

Pour des ingestats inférieurs à 50% des prises habituelles, il faut introduire une nutrition entérale par sonde nasogastrique (si la nutrition est prévue pour moins de 4 semaines) ou par jéjunostomie (si la nutrition est prévue pour plus de 4 semaines). La supplémentation en phosphate est essentielle pour prévenir les syndromes de renutrition appropriée.

Dans les cas particuliers où le tube digestif n'est pas utilisable, la renutrition se fait par voie veineuse.

Thème

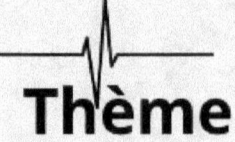

ORL-OPHTALMOLOGIE

Tumeurs ORL

1) <u>Interrogatoire</u>

Il faut chercher :
- Antécédents médicaux personnels et familiaux de cancer
- Prise de traitement
- Prise de toxique
- Mode de vie : exposition professionnelle, activité sportive

Il faut retracer l'histoire de la maladie et de la plainte physique (toux, dysphonie)
- Depuis quand ?
- Déclenché par ?
- Élément aggravant ou améliorant
- Altération de l'état général ?
- Douleur ?
- Retentissement social

2) <u>Explorations</u>

L'examen clinique doit comporter un examen bucco-dentaire exhaustif :
- Recherche de masse, leucoplasie
- Si masse : bourgeonnante ? ulcérée ?
- Douleur ?
- Saignement au contact ?

- État de la sensibilité, motricité de la langue ?
- Aspect dentaire, état de la langue et des gencives

Il faut également rechercher :
- Adénopathies
- Odynophagie, dysphagie
- Otalgie réflexe
- Dysphonie
- Obstruction nasale, épistaxis, rhinorrhée, anosmie
- Paralysie oculo-motrice, exophtalmie, diplopie
- Sensation d'oreille bouchée, hypoacousie, acouphène
- Névralgie du V, anesthésie V3

3) <u>Prise en charge</u>

Devant toute masse suspecte, il faut réaliser une biopsie pour l'analyse anatomo-pathologique, sous anesthésie locale en ambulatoire. Il ne faut pas oublier de faire signer le consentement. Le résultat anatomo-pathologique revient en quelques semaines et permet d'évaluer le type de tumeur et oriente la prise en charge.

Pour les atteintes plus profondes, il faut réaliser une panendoscopie, sous anesthésie générale, lors d'une hospitalisation de quelques jours. Le geste permet l'exploration du cavum, du pharynx, du larynx, de la trachée et de l'œsophage. Une lésion suspectée sera biopsiée.

Anomalie de la vision

1) <u>Interrogatoire</u>

Il faut chercher :
- Antécédents personnels et familiaux de diabète, de myopie
- Prise de traitement, prise de toxiques
- Allergies, vaccination à jour

Il faut caractériser l'épisode :
- Mode de début : progressif ou brutal
- Élément améliorant ou aggravant
- Épisode similaire antérieur
- Évolution

Il faut caractériser l'anomalie :
- Amputation du champ visuel
- Baisse d'acuité visuelle
- Latéralité
- Rougeur de l'œil
- Douleur ou gène, douleur oculomotrice
- Myiodésopsies, phosphènes, métamorphopsies
- Diplopie : mono ou binoculaire
- Trouble des couleurs : dyschromatopsie, sensation de voile jaunie

Il faut chercher des signes associés :
- Céphalées
- Confusion
- Paralysie faciale, hémiplégie
- Douleur d'épaule, asthénie, perte de poids, douleur du cuir chevelu
- Toux, syndrome grippal

2) <u>Explorations</u>

L'examen clinique doit comporter un examen à la lampe à fente :
- Analyse de la cornée : recherche de cataracte
- Analyse palpébrale : conjonctivite ?

- Analyse de l'angle iridocornéen (gonioscopie) : angle fermé ? étroit ? ouvert ?
- Évaluation de l'acuité visuelle : échelle de Monoyer et échelle de Parinaud
- Recherche d'un tyndall
- Mesure de la pression intra occulaire
- Examen à la fluorescéine
- Réalisation d'un champ visuel : scotome arciforme ? ressaut nasal ? déficit altitudinal ?

En cas de suspicion d'atteinte rétinienne :
- Fond d'œil à la recherche d'un décollement de rétine, d'un OACR (macula rouge cerise, œdème rétinien) ou d'un OVCR (hémorragies intra rétinienne, nodules cotonneux).

En cas de diplopie :
- Examen sous écran
- Examen au verre rouge
- Test de Lancaster

Selon le contexte, on peut également réaliser un OCT à la recherche d'un œdème maculaire ou papillaire.

En d'OACR, il faut impérativement réaliser :
- ECG
- Scanner cérébral injecté
- Échographie des troncs supra aortiques

En cas de NOIA, il faut impérativement réaliser :
- Dosage de VS et CRP à la recherche d'une inflammation qui oriente vers une maladie de Horton et nécessite un début de corticothérapie en urgence.

3) <u>Pistes diagnostiques</u>

Le diagnostic est orienté selon l'anomalie de la vision :
En cas de BAV, si l'œil est rouge et douloureux, il faut évoquer :

- Uvéite : tyndall à la LAF et réalisation d'un FO pour chercher une atteinte postérieure
- Une crise aiguë de fermeture de l'angle : PIO élevée, gonioscopie révélant un angle fermé, fond d'œil qui peut montrer une rétinopathie diabétique à l'origine du glaucome aigu.
- Kératite : test à la fluorescéine qui peut révéler une origine herpétique de la kératite

En cas de BAV et un œil blanc et indolore il faut évoquer :
- Décollement de rétine
- NOIA, NORB
- OACR, OVCR

En cas de diplopie :
- Monoculaire (la diplopie persiste après avoir caché l'œil sain) : cataracte
- Binoculaire (la diplopie cesse après avoir caché un œil) : incarcération vasculaire si post traumatique, myasthénie (ptosis, diplopie à bascule), AVC, SEP (par ophtalmoplégie internucléaire)

En cas de phosphène et de myiodésopsies :
- Décollement de rétine
- Décollement postérieur du vitré
- Déchirure de la rétine

En cas d'amputation du champ visuel :
- Hémianopsies homonyme latérale : atteinte pré-chiasmatique (AVC)
- Hémianopsie bitemporale ou binasale : atteinte chiasmatique (adénome hypophysaire)
- Unilatérale : rétrochiasmatique (atteinte du nerf optique)

4) <u>Prise en charge</u>

Pour les uvéites :
- Collyre corticoïdes et pommade corticoïdes

- Recherche et traitement de l'étiologie : sarcoïdose, polyarthrite rhumatoïde, lupus érythémateux systémique.

Pour les CAFA :
- L'urgence est de diminuer la pression intra occulaire à l'aide d'un collyre à base de pilocarpine, de diamox IV, de mannitol IV
- Une iridotomie par laser avec traitement de l'œil adelphe peut-être pertinente
- En cas de tension haute malgré les traitements, il faut hospitaliser le patient.

Pour les kératites :
- Il faut impérativement savoir que les corticoïdes sont PROSCRITS dans le traitement des kératites herpétiques, au risque d'aggrave considérablement l'atteinte occulaire.
- Il faut mettre en place un traitement antibiotique par collyres ou antiviral, et adapter les traitements selon les résultats des prélèvements.

Pour les décollements de rétine, les cataractes et les incarcérations musculaire, le traitement est chirurgical avec un délai dépendant de l'urgence. Les incarcérations musculaires secondaires aux fractures du plancher de l'orbite en trappe doivent être opérée en urgence. Les décollements de rétine macula ON sont plus urgents que les macula OFF qui peuvent supporter un délai d'une semaine, tandis que les macula ON sont opérés dans les jours qui suivent.

Thème

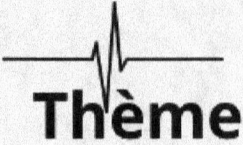

MÉDECINE DU TRAVAIL

Accident du travail

1) <u>Interrogatoire</u>

Il faut chercher :
- Antécédents médicaux et chirurgicaux
- Prise de traitement et prise de toxiques
- Allergies, vaccinations à jour

Il faut chercher les circonstances de l'accident, l'heure et l'endroit de survenue, l'action interrompue et la présence de témoin.

2) <u>Rédiger un certificat d'accident de travail :</u>

Le certificat d'accident de travail est à remettre en mains propre au patient. Ce dernier doit le faire parvenir à son employeur par tous les moyens dans les 24h. L'employé a alors 48h pour déclarer l'accident de travail à la CPAM. Si l'employeur ne le déclare pas, le patient a 2 ans pour le faire lui-même.

En cas de séquelles, il faut rédiger en plus un CMI (certificat médical initial). Le CMI doit comporter la date, l'identification du patient et du médecin et la mention suivante : « établi à la demande de l'intéressé et remis en mains propres pour faire valoir ce que de droit ».

Il faut décrire les lésions de manières objectives et rapports les allégations du patient entre guillemets.
À la consolidation du damage, un certificat médical final peut être rédigé, attestant des éventuelles séquelles qui ne bougeront pas.

   3) Expliquer
Il faut pouvoir expliquer au patient les indemnités perçus.
Les indemnités sont journalières et représentent 60% du salaire du 1er au 28e jour et 80% du salaire à partir du 29e jour.

En cas d'incapacité permanente attestée par un CM final, le taux d'indemnité permanente est déterminé par un médecin conseil de la sécurité social. Le versement se fait sous forme de rentes mensuel ou par capital en une fois.

Dans le cas d'une incapacité, l'employeur ne peut légalement pas licencier son salarié. Le retour au travail est évalué par la visite de reprise si l'arrêt de travail secondaire à l'accident de travail a duré plus de 30j, et une visite de pré reprise peut être demandé par le patient, le médecin du travail ou le médecin conseil (jamais par l'employeur).
En fonction des besoins, le poste est aménagé ou le salarié bénéficie d'un reclassement professionnel.

Selon les conditions, il peut être intéressant de discuter d'un éventuel statut RQTH (reconnaissance en qualité de travailleur handicapé. La demande se fait auprès de la MPDH et permet des avantages dans le maintien de l'emploi.

Les ECOS en fiches
Sarah Mehrez

Éditions AMYXS

ISBN 979-8-33973-150-4
©2024 Éditions AMYXS
Toute représentation ou reproduction intégrale ou partielle faite sans le consentement de l'auteur ou de ses ayants droit ou ayants cause est illicite. Il en est de même pour la traduction, l'adaptation ou la transformation, l'arrangement ou la reproduction par un art ou un procédé quelconque.
Article L122-4 du code de la propriété intellectuelle

www.ingramcontent.com/pod-product-compliance
Lightning Source LLC
Chambersburg PA
CBHW052240220526
45471CB00001B/129